Ursula Nuber

Depression – Die verkannte Krankheit

Ursula Nuber

Depression –
Die verkannte Krankheit

Wissen, behandeln, mit der Krankheit leben

Überarbeitete und aktualisierte Neuauflage

Kreuz

Die Gedanken, Methoden und Anregungen in diesem Buch stellen die Meinung beziehungsweise die Erfahrungen der Verfasserin dar. Sie wurden von der Autorin nach bestem Wissen erstellt und mit größtmöglicher Sorgfalt überprüft. Sie bieten jedoch keinesfalls Ersatz für kompetenten ärztlichen oder therapeutischen Rat. Daher erfolgen Angaben in diesem Buch ohne jegliche Gewährleistung oder Garantie des Verlages oder der Autorin. Eine Haftung des Verlages oder der Autorin für etwaige Personen-, Sach- oder Vermögensschäden ist ausgeschlossen, es sei denn im Falle grober Fahrlässigkeit.

Die Deutsche Bibliothek – CIP-Einheitsaufnahme
Ein Titeldatensatz für diese Publikation ist bei
Der Deutschen Bibliothek erhältlich

1 2 3 4 5 04 03 02 01 00

7., vollständig überarbeitete Auflage 2000

Ein Unternehmen der Dornier Medienholding
http://www.kreuzverlag.de
Umschlaggestaltung: Atelier Reichert, Stuttgart
Autorenfoto: Gudrun-Holde Ortner, Heidelberg
Gesamtherstellung: Ebner Ulm
ISBN 3 268 00244 7

Die Schreibweise entspricht den Regeln der neuen Rechtschreibung.

Inhalt

Vorwort 7

Einleitung: »Depression ist nur ein Modethema« oder: Warum Depressionen zunehmen 11

Teil I: Depression – Was ist das eigentlich? 29

»Das ist doch keine Krankheit« oder: Wer ist wirklich depressiv? 30

»Das liegt an den Hormonen« oder: Warum Frauen häufiger an Depression erkranken als Männer 41

»Depression ist Depression. Da gibt es keine Unterschiede« oder: Warum werden Menschen depressiv? 60

Teil II: Depression – Gibt es überhaupt Hilfe? 87

»Nie wieder depressiv« oder: Wann ist eine Therapie erfolgreich? 88

»Psychopharmaka sind Teufelszeug« oder: Wann es ohne Medikamente nicht mehr geht 93

»Jahrelang auf der Couch – und immer noch depressiv« oder: Psychotherapie hilft 102

Wer kann helfen? 117

»Wegen Depressionen muss man nicht
in die Klinik«
oder: Das Konzept Depressionsstation 122

»Man muss warten, bis es vorbeigeht«
oder: Wie man sich selbst helfen kann 127

Teil III: Depression –
Der Kranke und die anderen 145

»Reiß dich zusammen«
oder: Warum Depressive nicht wollen können 146

»Man kann es ihnen nicht recht machen«
oder: Die Beziehungen depressiver Menschen 153

»Wer von Selbstmord redet, bringt sich nicht um«
oder: Jeder Depressive ist gefährdet 164

Depression –
Eine positive Erfahrung, die zum Leben gehört? 169

Anmerkungen 181
Literatur 190
Quellennachweis 195
Adressen 196

Vorwort zur aktualisierten Auflage

Die erste Auflage dieses Buches erschien im Jahr 1991. Als mich mein Verlag nun – acht Jahre später – fragte, ob ich eine Aktualisierung vornehmen möchte, hätte ich nur zu gerne gesagt: Nein, eine Aktualisierung ist nicht notwendig, denn heute brauchen die Menschen dieses Buch nicht mehr. Ärzte wie Betroffene wie Angehörige wissen nun ausreichend über die Krankheit Depression Bescheid. Schließlich ist das Thema längt kein Tabu mehr. So war im Herbst 1998 in fast allen Tageszeitungen eine Nachricht zu lesen, die Anfang der 90er Jahre noch undenkbar gewesen wäre. Diese Nachricht lautete: »Der norwegische Ministerpräsident Kjell Bondevik leidet wegen Überanstrengung an einer Depression, wie sein Büro am Montag mitteilte. Der Regierungschef werde deshalb eine Woche ausspannen, hieß es in einer Erklärung. Wegen der Erkrankung sagte Bondevik auch eine für den 7. bis 12. September geplante Nahostreise ab.«[1]

Ein Politiker bekennt sich dazu, depressiv zu sein! Welch ein Fortschritt. Kann man daraus schließen, dass Depression keine »verkannte« Krankheit mehr ist? Leider nicht. Obwohl Depression längst als Massenkrankheit anerkannt ist, gibt es immer noch zahlreiche Erkrankte, die nicht wissen, was mit ihnen los ist, die sich durch den Alltag quälen, weil sie glauben, dass ihnen »eigentlich« doch gar nichts fehlt. Sie fühlen sich schuldig, weil sie nicht so gut funktionieren, wie es – scheinbar – all den anderen um sie herum gelingt.

Wie groß und schwerwiegend das Problem inzwischen eingeschätzt wird, zeigt unter anderem die Tatsache, dass das Bundesministerium für Bildung und Forschung (BMBF) im Jahr 1999 Fördermittel von bis zu fünf Millionen Mark für ein Forschungsprojekt »Med-Net-Depression, Suizidalität« zur Verfügung gestellt hat. Ziel dieses Forschungsprojektes ist es, Therapie und Behandlung von Depressionen zu verbessern und Suizide zu verhindern. Im Jahr 1996 haben sich 12000 Menschen das Leben genommen, 250000 werden jährlich nach Suizidversuchen in Krankenhäuser eingeliefert. Die meisten dieser verzweifelte Menschen, darin sind sich Experten einig, litten oder leiden unter Depressionen.[2]

Die Krankheit Depression bedeutet nicht nur großes Leid für Betroffene und ihre Angehörigen, sie ist inzwischen auch ein enormes ökonomisches Problem: Rund 550 Milliarden Mark jährlich geben die Krankenkassen für Diagnose und Behandlung von Krankheiten aus. Etwa 100 Milliarden entfallen dabei auf Erkrankungen des Nervensystems, und davon wiederum geht ein großer Teil auf das Konto von Depressionen.

Angesichts der Fortschritte in der medizinischen und psychotherapeutischen Forschung sind solche Zahlen erschreckend. Schätzungsweise 70 bis 80 Prozent aller Depressionen könnten heute erfolgreich behandelt werden – vorausgesetzt, die Krankheit würde rechtzeitig erkannt und kompetent bekämpft.

Das große Informationsdefizit, das beim Thema »Depression« nach wie vor herrscht, zu verringern – das ist Hauptmotiv dieses Buches. Es wendet sich an alle, die mehr über die Krankheit Depression erfahren wollen: an Menschen, die wissen, dass sie depressiv sind, an jene, die es nur vermuten, an die Menschen, die mit einem Depressiven leben oder arbeiten. Die hier zusammengetragenen Fakten sollen eine realistische Einschätzung der Depression ermöglichen. Sie machen deutlich, dass es weder Grund zur Beschwichtigung noch zur Resignation gibt. Sie zeigen aber auch, dass es keine einfachen Antworten, Rezepte und Therapievorschläge geben kann. Wer sich also Ratschläge erhofft nach dem Muster »Wie Sie Ihre Depression am schnellsten überwinden«, wird enttäuscht. Die Depression ist ein komplexes Phänomen, und für komplexe Phänomene kann es keine einfachen Lösungen geben. Doch auch für die Depression gilt: »Wissen ist Macht.« Je mehr Betroffene und Angehörige über diese Krankheit wissen, um so leichter können sie Wege finden, mit der Depression zu leben.

Ladenburg, im Sommer 1999

Einleitung: »Depression ist nur ein Modethema« oder: Warum Depressionen zunehmen

Depressive Menschen hat es immer schon gegeben. In geschichtlichen Darstellungen finden sich Hinweise, dass bereits vor dreitausend Jahren ägyptische Priester eine Krankheit behandelten, für die sie zwar noch keinen Begriff hatten, deren Beschreibung jedoch auf die Depression zutrifft: Nach einem Verlust, so haben die Priester beobachtet, fallen Menschen in eine niedergeschlagene Stimmung, die lange anhalten und in Phasen immer wieder auftreten kann.

Und im Alten Testament wird die Geschichte von König Saul erzählt, den immer wieder ein »böser Geist« quälte und ihn am Leben verzweifeln ließ. Nur das Zitherspiel Davids konnte ihn von diesen Gemütszuständen befreien. Der »böse Geist« galt als von Gott geschickt, wie überhaupt alle psychischen Beschwerden als Heimsuchung Gottes betrachtet wurden. Erst Hippokrates führte psychische Krankheiten auf Störungen im Gehirn zurück und beschrieb als Erster das Erscheinungsbild der »Manie« und der »Melancholie« – Beschreibungen, die auch heute noch ihre Gültigkeit haben.

Depressionen sind also kein neues Phänomen. Zu allen Zeiten gab es Menschen, die von dunklen Stimmungen überfallen wurden und verzweifelt nach Hilfe und Erklärungen suchten.

Eine so einfache und wirksame Lösung wie König Saul haben allerdings die wenigsten gefunden – und viele sind im Kampf gegen ihre Depressionen gescheitert. Die Öffentlichkeit erfährt nur selten von den Qualen, die depressive Menschen ausstehen müssen. Sie horcht immer nur auf, wenn Prominente als »depressiv«

bezeichnet werden oder ihrem Leben ein Ende setzen, zum Beispiel Ernest Hemingway, der sich nach langer Krankheit erschossen hat, oder Kurt Tucholsky, der das Leben nicht länger ertragen konnte und es mit einer Überdosis Veronal beendete. Auch Marilyn Monroe starb an einer Überdosis Schlaftabletten. Ihr Ehemann Arthur Miller schreibt, er hätte anfangs erwartet, »dass sie das glückliche, von allen Männern geliebte Mädchen« sei. Doch bald musste er entdecken, »dass sie genau das Gegenteil war: eine unglückliche Frau, deren Verzweiflung wuchs, wohin sie sich auch wendete, um einen Ausweg zu finden«[1].

Keinen anderen Ausweg aus ihrer Depression als den Selbstmord sah auch die Schriftstellerin Sylvia Plath. Im Alter von 30 Jahren setzte sie ihrem Leben mit Gas ein Ende. Einem Leben, das für sie nur aus Anstrengung und Leistung bestand und aus dem verzweifelten Bemühen, die Depression hinter einer Fassade des Erfolges zu verstecken.

So wie Sylvia Plath, Marilyn Monroe oder Ernest Hemingway kämpften noch viele andere Persönlichkeiten und Künstler mit der Depression: Ob Virginia Woolf, Gustav Mahler, Winston Churchill, Abraham Lincoln, Vincent van Gogh, Leo Tolstoi – sie alle durchlitten ihr Leben. Auch Prinz Claus von Amsberg, der Gemahl der niederländischen Königin Beatrix litt unter dieser Krankheit. Nach einer langen Zeit des Rätselratens in der Presse – es war von einer »obskuren« Krankheit die Rede – entschloss sich die königliche Familie, die Öffentlichkeit aufzuklären und offen über die Depression zu sprechen. In einer Fernsehsendung beschrieb der »traurige Prinz«, so die italienischen Autoren Giovanni B. Cassano und Serena Zoli über Claus von Amsberg, seine durchlittenen Qualen: »Es ist – wie soll man sagen? – ein seelischer Schmerz. Erst nach meiner Heilung wurde mir klar, wie viele Menschen in unserer Gesellschaft an der gleichen Krankheit gelitten haben oder noch leiden. Mein großes Mitleid gilt vor allem jenen, die noch unter ihr leiden, denn ich weiß, was das heißt. Es ist schrecklich ... Ich wage zu behaupten, es ist das Schrecklichste, was einem im Leben passieren kann. Für mich war es die schlimmste Zeit meines Lebens.«[2]

Die Depression kennt keine Schichtunterschiede, auch Ruhm, Reichtum, ein – von außen gesehen – befriedigendes Leben können die innere Leere der Betroffenen nicht füllen.

Die Depression kennt keine Altersgrenzen – jeder Mensch kann jederzeit daran erkranken. Schon kleine Kinder können betroffen sein. In den USA hat eine landesweite Untersuchung unter Acht- bis Zehntklässlern ein erschreckendes Bild ergeben: 61 Prozent der jungen Menschen leiden danach unter depressiven Verstimmungen und Gefühlen der Hoffnungslosigkeit; 45 Prozent sagten, sie fühlten sich vom Schul- und Familienstress überfordert; 36 Prozent sagten, es gäbe nichts, worüber sie sich freuen könnten und 34 Prozent war der Gedanke an Selbstmord nicht fremd.[3]

Die Depression scheint eine Erfahrung zu sein, die zum Leben gehört. Leider gehört sie inzwischen zum Leben von immer mehr Menschen. Denn in den letzten Jahren hat diese Krankheit einen besonderen Stellenwert bekommen: Schwere Depressionen treten heute zehnmal häufiger auf als noch vor 50 Jahren. Immer mehr Menschen erkranken an Depression – und sie stehen meist mitten im Leben, wenn es passiert. Eine Entwicklung, die die Depression an die Spitze der Häufigkeit psychischer Erkrankungen katapultiert hat. Sie sei, so heißt es verharmlosend, der »Schnupfen« unter den psychischen Störungen. Ernsthafter klingt da schon das Resümee des amerikanischen Sozialpsychologen Martin E. P. Seligman: »Wir befinden uns«, so schreibt er, »mitten in einer Depressionsepidemie.«[4]

Kann die gestiegene Anzahl der Erkrankten allein darauf zurückgeführt werden, dass Depressionen heute besser erkannt werden als früher? Sicherlich spielt es eine Rolle, dass wir heute sehr viel mehr über die Krankheit wissen und sie besser diagnostizieren können – doch ausreichend erscheint diese Erklärung nicht. Schwedische Wissenschaftler, die seit nunmehr über 30 Jahren regelmäßig die Einwohner einer Stockholmer Vorstadt untersuchen, fanden heraus: Nicht nur die Zahl der Menschen, die vom Arzt als depressiv diagnostiziert wurden, ist im Laufe der Jahrzehnte angestiegen, sondern auch in der Gesamtbevölkerung ist eine Zunahme depressiver Störungen nachweisbar.[5]

Nach Studien in Skandinavien, Großbritannien und New York erkranken 15 bis 30 Prozent aller Erwachsenen irgendwann einmal in ihrem Leben an einer schweren Depression. Weltweit, so schätzt die Weltgesundheitsorganisation, sind etwa 100 Millionen Menschen betroffen. In der Bundesrepublik leiden zwischen fünf bis zehn Prozent der Bevölkerung unter Depressionen. Vorsichtig geschätzt sind das mindestens vier Millionen Menschen. Weitere 15 Prozent leiden unter leichten depressiven Verstimmungen.[6]

Nicht nur die Zahl der Erkrankten hat sich in den letzten Jahrzehnten verändert, sondern auch das Alter der Betroffenen: Seit Ende des Zweiten Weltkrieges erkranken zunehmend auch jüngere Menschen. Galten früher die etwa 50-Jährigen als besonders gefährdet, sind heute verstärkt jüngere Menschen betroffen.

Wie lässt sich diese negative Entwicklung erklären? Ein Überblick über die Spekulationen der Experten und über die vorliegenden Forschungsergebnisse legt die Vermutung nahe, dass es vor allem drei gesellschaftliche Faktoren sind, die für die Zunahme der Depression verantwortlich sein könnten:

1. die veränderten Lebensbedingungen, die hohe Anforderungen an jeden Menschen stellen;
2. die zunehmende Beschäftigung der Menschen mit sich selbst – Schlagwort »Individualisierung«;
3. der Stress, der immer mehr Menschen in der postmaterialistischen Gesellschaft über den Kopf wächst.

Es ist eine viel beklagte Tatsache, dass die Lebensbedingungen für den Einzelnen immer schwieriger werden: Jede dritte Ehe endet vor dem Scheidungsrichter; Alleinerziehende müssen die Doppelrolle des Erziehers und Ernährers übernehmen; eine große Zahl von Menschen ist von Arbeitslosigkeit bedroht oder bereits arbeitslos; die Zahl der Alleinlebenden ist in den letzten 20 Jahren um das Doppelte gestiegen; im Arbeitsleben wie auch auf unseren Straßen gilt die Devise: jeder gegen jeden. In diesem Klima sind wir in besonderem Maße auf Unterstützung durch andere angewiesen – doch diese »anderen« fehlen oft. Wo früher noch die Familie, die Religion, die Dorfgemeinschaft Rückhalt gegeben haben, sind viele Menschen heute auf sich alleine gestellt. Depressionsexperten, wie zum Beispiel der Basler Psychiater Paul Kielholz, sehen denn auch im Zerfall der Traditionen die Hauptursache für die Zunahme der Krankheit: »Der Zerfall der Familie ist eine wesentliche Ursache für Depressionen, ebenso wie der Verlust religiöser Bindungen. Der herrschende Materialismus bedeutet Kampf – und das wiederum führt – zum Verlust zwischenmenschlicher Kontakte. Die Vereinsamung in der Masse ist ein ganz entscheidender Faktor.«[7]

Und auch der Zürcher Arzt Jürg Wunderli ist davon überzeugt: »Wo die Verwurzelung des Einzelnen in der Gemeinschaft zu schwinden beginnt, wo sich zunehmend die Individualität entwickelt, wo anstelle des ›man‹ das ›ich‹ tritt, erfährt sich der Mensch auch immer wieder besonders stark in seiner Verletzlichkeit und Unsicherheit.«[8]

Die Zahl der Menschen, die wirklich auf sich alleine gestellt sind, die nur sehr wenige Menschen haben, auf die sie sich hundertprozentig verlassen können, ist in den letzten Jahren drastisch gestiegen.

In ihrem Leben gibt es immer weniger Zufluchtsorte, an denen sie Kraft schöpfen könnten. Wohin können sie sich wenden, wenn sie eine berufliche Niederlage erlitten haben? Wer fängt sie auf, wenn es ihnen schlecht geht? Wer bringt den Tee ans Bett, wenn sie krank sind? Wer hört überhaupt noch zu, wenn sie etwas von sich erzählen? Einrichtungen wie die Telefonseelsorge erfahren tagtäglich, wie viele Menschen sich zunehmend von ihrer Umwelt im Stich gelassen fühlen. Jede Minute wählt ein Mensch in der Bundesrepublik die Nummer der Telefonseelsorge, weil er niemanden hat, mit dem er reden könnte.[9] Die Mehrzahl der Anrufer leidet unter Vereinsamung, wie der Geschäftsführer der Westberliner Telefonseelsorge, Jürgen Hesse, berichtet: »Jeder kann sich scheinbar selbst verwirklichen und seinen Interessen nachgehen, aber das Miteinander bekommt eine andere Qualität. Die Beziehungen sind oberflächlicher und weniger stabil. Insofern leben wir in einem Zeitabschnitt, der besonders einsamkeitsfördernd ist.«

Beziehungen werden (gezwungenermaßen?) oft nur noch unter dem Aspekt gesehen: »Was bringt es mir?« Ob im Berufsleben oder privat: Die Rechnung muss aufgehen. Wenn man Kraft, Zeit und Energie in einen anderen Menschen investiert, dann soll es sich auch lohnen. Die Anforderungen an sich selbst sind hoch, denn man muss sich ja im Lebenskampf bewähren, seine Individualität und Unabhängigkeit ständig unter Beweis stellen – und dementsprechend hoch sind die Erwartungen an andere Menschen. Der Sinn des Lebens liegt in der optimalen Selbstverwirklichung, und darum darf man sich selbst nie aus den Augen verlieren.

Da äußere Normen und Traditionen keine Wegweiser mehr sind, kann der Einzelne – zumindest in der Theorie – frei wählen: seinen Lebenspartner, seinen Beruf, seine Hobbys, ob er Kinder in die Welt setzen möchte oder nicht, ob er lieber alleine oder mit anderen wohnen will und vieles andere mehr.

Die vielen Wahlmöglichkeiten haben eine schwerwiegende Konsequenz: Lebt man innerhalb von Traditionen nach vorgegebenen Mustern, dann muss man seine Lebensweise weder vor sich selbst noch vor anderen rechtfertigen. Wählt man sich jedoch seine Lebensform selbst, dann ist man für sie verantwortlich und glaubt, sich vor anderen rechtfertigen zu müssen.

Der Karikaturist Chlodwig Poth hat das Problem in einem Comic in witziger Weise beschrieben.

Zwei Freunde treffen sich in der Kneipe, und es kommt zu folgendem Gespräch:

A: Mann, ist das dufte, mal wieder im Lande zu sein. Wie geht's euch Ganoven denn allen? Was machen denn zum Beispiel Krögers?

B: Die haben sich lange getrennt. Er lebt mit einer anderen Frau in Sachsenhausen, und wo sie hin ist, weiß ich gar nicht.

A: A ja, und die Zierfelds?

B: Da hat's neulich geknallt. Er ist ausgezogen und lebt jetzt in 'ner Wohngemeinschaft. Sie wohnt noch in Bornheim mit Volker – s is 'n Lehrer. Weiß nicht, ob du den noch kennst. Was macht ihr denn?

A: Na ja, es ging halt nicht mehr. Susi wohnt jetzt woanders mit 'nem sehr sympathischen Typ, und ich lebe in der alten Wohnung mit Karin. Und bei euch? Was is da?

B: Wir, tja, wir sind noch zusammen, aber verstehst du,

wir haben uns das auch schon oft überlegt, wirklich. Aber dann der Junge, und überhaupt, verstehst du, und komischerweise immer wieder, ich weiß nicht, ob du das verstehst, läufts prima zwischen uns. Komisch, aber 's ist so, verstehst du?

A: Brauchst dich doch nicht zu entschuldigen, Junge, ich versteh dich doch, mach dir nichts draus. [10]

In einer Zeit, in der die maximale Glückserfüllung in Partnerschaften gesucht wird, kommt ein Mensch, der lange mit ein und demselben Partner zufrieden lebt, in den Verdacht, nicht genügend für seine Selbstentfaltung zu tun. Wer nicht permanent auf der Suche nach »Besserem« ist (einer besseren Beziehung, einem besseren Job, einem besseren Auto), hält die Spielregel nicht ein, die da lautet: »Du darfst dich nicht mit Durchschnittlichem zufrieden geben, solange du die Möglichkeiten hast, mehr aus deinem Leben zu machen.« Und so strampelt sich jeder auf seine Weise ab, um sich von der Masse abzusetzen und aus seinem Selbst das Optimale herauszuholen. Wir glauben, dass wir allein unser Schicksal in der Hand haben, wir sind dafür verantwortlich, wenn wir es im Beruf nicht allzu weit gebracht haben; wir sind verantwortlich, wenn unser Körper Ermüdungs- und Alterserscheinungen aufweist; wir sind verantwortlich, wenn wir mit unserem Partner nicht glücklich sind. Denn in einer Zeit, in der alles machbar und erreichbar erscheint, gibt es keine Entschuldigungen und Ausreden. Wem die optimale Selbstverwirklichung nicht gelingt, gilt als Versager.

Im Gegensatz zu unseren Vorfahren glauben wir nicht mehr an Gott, nicht mehr an den Zufall oder das Schicksal – wir glauben nur noch an uns selbst. Nur wir sind unseres Glückes Schmied, und da wir große Erwartungen an das Glück stellen, haben wir eine große Aufgabe.

So erliegen wir der Illusion, die Kontrolle über unser

Leben liege voll in unserer Hand. Wenn wir nur alles richtig machen, dann ist unsere Welt ein Abziehbild der glücklichen Werbewelt, die uns per Medien täglich ins Haus geliefert wird.

Es ist unvermeidlich, dass die Vorstellungen in unseren Köpfen irgendwann mehr oder weniger schwer mit der Realität unseres Lebens kollidieren. Und bei diesen Zusammenstößen müssen wir dann erkennen, dass unser »Selbst«, dem wir unsere ganze Aufmerksamkeit widmen, sehr anfällig ist. Auch in Notzeiten haben wir dann nur uns selbst – und das reicht oft nicht aus, wie auch der Sozialpsychologie Martin E. P. Seligman meint: »Wir erleben immer wieder unvermeidliche, persönliche Misserfolge. Nur selten erhalten wir alles, was wir erstreben. Frustration, Niederlagen und Ablehnung sind Alltagserfahrungen. Unsere individualistische Kultur misst Werten außerhalb des Selbst geringe Bedeutung zu; der einzelne Mensch erhält von der Gesellschaft nur wenig Unterstützung, wenn er einen Verlust erleidet. ›Primitivere‹ Gesellschaften nehmen große Mühen auf sich, um Menschen beizustehen, die einen Verlust erlitten. Sie verhindern so, dass Hilflosigkeit in Hoffnungslosigkeit umschlägt.«[11]

Weil wir uns in erster Linie um uns selbst kümmern, können wir uns nicht mehr um andere kümmern. Wenn wir dann selbst einen Menschen an unserer Seite brauchten, ist aus dem gleichen Grunde keiner da.

Viele flüchten sich, wenn sie das erkennen, in eine arrogante Haltung. »Ich brauche niemanden. Ich komme ganz gut alleine durchs Leben. Andere Menschen sind meist lästig und zeitraubend« – das sind Rechtfertigungen, die den Schmerz des Alleinseins abwehren sollen.

Diese gesellschaftliche Entwicklung, in der Individualität als erstrebenswertes Ziel gilt und ein Miteinander immer mehr erschwert wird, fördert ein Klima, das

Menschen depressiv machen kann. Das bedeutet nicht, dass in Gesellschaften, die Traditionen hochhalten und feste Normen vorgeben, die Menschen psychisch unbedingt stabiler und gesünder wären. Und es heißt auch nicht, dass alles Althergebrachte besser als das Neue ist und dass das Rad der Zeit zurückgedreht werden müsste. Der Verlust unserer Traditionen hat ein Vakuum hinterlassen, das wir sozusagen im Versuch-und-Irrtum-Verfahren mit Sinn zu füllen versuchen. Wenn uns das nicht in dem erhofften Maße gelingt, wenn wir erkennen müssen, dass wir auf der Suche nach unserem Selbst uns und die anderen verloren haben, fallen wir in das schwarze Loch der Depression.

Neben dem Ich-Kult westlicher Gesellschaften und der damit verbundenen Isolation des Einzelnen gibt es aber noch eine weiter gesellschaftliche Entwicklung, die für die Zunahme der Depressionserkrankungen verantwortlich gemacht werden kann: Stress.

»Das Leben ist stressvoller und schwieriger geworden«, konstatiert der amerikanische Psychologe Michael Yapko. Jeder könne das selbst anhand ganz einfacher Fragen überprüfen: »Haben Sie heute mehr Zeit als vor 10 Jahren? Oder weniger? Verbringen Sie ihre Freizeit mehr als früher mit erholsamen, die Muße fördernden Tätigkeiten? Oder fühlen Sie sich auch in der Freizeit gestresst? Haben Sie heute mehr als früher das Gefühl, Ihr Leben unter Kontrolle zu haben? Oder eher weniger?«[12]

Dass es sich bei dem Gefühl, mehr als früher unter Druck zu stehen, nicht um ein individuelles Problem handelt, bestätigt der Stressforscher Richard Rahe. Das Ergebnis seiner Forschungen: Seit 1960 hat sich der Stresspegel in unserer Gesellschaft um 44 Prozent erhöht. Er errechnete diese Zahl, indem er in Umfragen Männer wie Frauen danach fragte, wie viel positive und negative Lebensveränderungen sie innerhalb einer gewissen Zeitspanne erlebten. Von Anzahl und Gefühlsintensität der Ereignisse, die – mal mehr, mal weniger – eine Kurskorrektur im Leben erfordern, schloss Rahe auf das Ausmaß des Stresses. Je häufiger und je schneller sich ein Mensch an veränderte Situationen anpassen muss, desto mehr Stress erlebt er, und desto gefährdeter ist er, körperlich oder psychisch zu erkranken.

In den letzten Jahrzehnten ist das Leben komplexer und unübersichtlicher geworden denn je zuvor. »Wir haben in vielen Gesellschaften einen ungeahnten radikalen und rapiden Wandel erlebt«, schreibt Peter Fritzsche, Professor für Politikwissenschaft an der Universität Magdeburg. »Das Niederreißen, Fallen und Überschreiten von Grenzen hat die Profile der Gesellschaften verändert. Schübe der Pluralisierung, Individualisierung und Mobilität haben ihre Spuren hinterlassen. Das Ende des Kalten Krieges und das Ende der staatssozialistischen Diktaturen haben zu neuen Freiheiten und zunächst auch zu neuer Sicherheit geführt.«[13] Allerdings: Diese neuen Verhältnisse verunsichern auch. Die neuen Freiheiten werden nicht von jedem als positiv wahrgenommen. »Zuviel an Belastungen und Anforderungen trifft auf ein Zuwenig an Kompetenzen und Ressourcen«, erklärt Peter Fritzsche. »Aus diesem Missverhältnis ergibt sich Stress – das ängstigende Gefühl der Überforderung.« Für viele Menschen wird die Gesellschaft, in der sie leben, deshalb zur »Stressgesellschaft«, wie der Politikwissenschaftler ausführt. Anpassungsfähigkeit an veränderte Bedingungen ist heute in vielen Bereichen eine gefragte Tugend. Doch nur äußerst starken, psychisch stabilen Persönlichkeiten gelingt es, mit der Schnelligkeit der Veränderungen und neuen Herausforderungen psychisch Schritt zu halten. Nur wer über eine »postmoderne Mentalität« verfügt, die es ihm ermöglicht, Ambivalenzen und Unsicherheiten auszuhalten, scheint den Prozess der Modernisierung für sich nutzen zu können.

Dass die Psyche vieler Menschen mit dem schnellen gesellschaftlichen Wandel nicht Schritt halten kann, lässt sich nicht nur an der Volkskrankheit Depression ablesen. Auch Ängste haben zugenommen. Die Bundesbürger haben »seit Anfang der 90er Jahre mehr Angst als in den vier Jahrzehnten nach Ende des Zweiten Weltkrieges«, berichtet DIE WOCHE (4.12.98). 1989 gaben 17 Prozent aller Teilnehmer einer Emnid-Umfrage an, dass sie »Angst vor der Zukunft« hätten, 1992 waren es doppelt so viele – im Westen (34 Prozent) wie im Osten (35 Prozent).

»Angst ist das psychische Symptom der Entgrenzung«, erklärt die Berliner Psychologin Ursula Plog. Peter Fritzsche spricht von »Desintegration«, die manche Menschen erleben, wenn traditionelle Institutionen wie Familie, Beruf und Religion eine grundlegende Wandlung, sprich: Schwächung erfahren. Für manche hat dieser Wandel durchaus eine »Sonnenseite«, räumt Fritzsche ein. Sie sehen die Chancen und Entscheidungsfreiheiten, die damit verbunden sind. Für andere dagegen überwiegen die »Schattenseiten«: Der Wandel bedeutet für sie »Isolation, Vereinsamung, Orientierungslosigkeit und Ohnmacht. Der Zuwachs an Wahlmöglichkeiten bleibt auch hier begleitet von einem Zuwachs an Unsicherheit . . .«

Was genau verunsichert die Menschen in der »Stressgesellschaft«? Was ist in den letzten Jahren passiert, was hat sich so grundlegend im Leben der Menschen geändert, dass sie mit Ängsten oder Depressionen darauf reagieren? Der Psychologe Michael Yapko nennt einige depressionsfördernde Stressphänomene, denen frühere Generationen nicht oder nur in geringem Maß ausgesetzt waren:

– Stressfaktor Lebensunsicherheit

Kaum jemand – von den Beamten mal abgesehen – kann heute davon ausgehen, dass sein Arbeitsplatz sicher ist. Mehr noch: Je jünger ein Mensch ist, umso mehr muss er sich darauf einstellen, in seinem Leben mehrere berufliche Wendungen machen zu müssen. Mit dem einmal erwählten Beruf alt werden zu können, wie es in den vorhergehenden Generation noch ganz selbstverständlich der Fall war, wird zunehmend zur Ausnahmeerscheinung. Der Begriff Karriere, so erklärt der Soziologe Richard Sennett, bedeutete in seinem ursprünglichen Sinn »Straße für Kutschen«.[14] Bis vor wenigen Jahren konnte, wer seine berufliche Karriere plante, davon ausgehen, dass sein Werdegang geradlinig, wie eine »Straße für Kutschen«, verläuft. Darauf kann sich ein Arbeitnehmer heute längst nicht mehr verlassen. Das Zauberwort heißt »Flexibilität«, langfristige Planungen und langfristige Ziele sind obsolet geworden. »Offenheit und Flexibilität sind überlebensnotwendig, denn Berufe sind heute nicht mehr so angelegt, dass man sie ein Leben lang ausüben kann«, erklärt die Psychologin Christina Schachtner von der Universität Marburg.

Berufliche Mobilität bedeutet aber nicht nur einen Wechsel des Arbeitsplatzes. Mit ihr verbunden sind auch eine geographische und eine soziale Mobilität. Ortswechsel machen es immer schwerer, langfristige Freundschaften und Beziehungen einzugehen und aufrechtzuerhalten. Wer aber immer wieder neu anfangen muss, hat für die Menschen, die er trifft, keine Vergangenheit. Es gibt keine gemeinsame Geschichte, die Geborgenheit und Vertrauen schafft. Vereinzelung, Einsamkeit, Ungeborgenheitsgefühle können die Folge dieser emotionalen Entwurzelung sein.

»Zukunft braucht Herkunft«, formulierte der Philosoph Joachim Ritter. Wer seine Identität verliert, keine gemeinsame Geschichte mehr mit anderen hat, der trägt an dem gesellschaftlichen Wandel sehr viel schwerer als eine Person, die sich in ihrem Leben noch ein paar verlässliche, stützende Pfeiler erhalten konnte.

Hinzu kommt: Veränderte Arbeitsstrukturen führen zu einer Verdichtung der Arbeit – und erzeugen somit erhöhten Stress. Neue Konzepte wie zum Beispiel »lean management« führen dazu, dass die vorhandene Arbeit auf immer weniger Schultern verteilt wird. Die Unternehmen konfrontieren ihre Angestellten und Führungskräfte mit ständig neuen Anforderungen, versäumen es aber, die Menschen bei der Bewältigung dieser Veränderungen zu unterstützten. Das Karlsruher Institut für Arbeits- und Sozialhygiene kam in einer Untersuchung mit 6000 Führungskräften zu dem Ergebnis: 85 Prozent davon litten an Beschwerden ohne organische Ursache. Krankheitsauslöser, so die Diagnose der Karlsruher Forscher: übermäßiger Stress. Der Schaden, der dadurch entsteht, lässt sich inzwischen beziffern: 100 Milliarden Mark büßt die deutsche Wirtschaft jährlich durch stressbedingte Krankheiten ein.

– Stressfaktor Informationsflut

Seit 1945 haben wir ebenso viel Wissen und Informationen angesammelt wie in all den Jahrhunderten davor. In kürzester Zeit ist also das zur Verfügung stehende Wissen explodiert. Im Fünf-Jahresrhythmus, so schätzen Experten, wird sich der vorhandene Wissensstand nochmal verdoppeln. Die Folge dieser Wissensakkumulation: Die Menschen sind überfordert, kratzen nur noch an der Oberfläche und sehen vor lauter Wald die Bäume nicht mehr. In Situationen, in denen sie Problemlösefähigkeiten zeigen müssten, kapitulieren sie schnell, weil sie nicht in der Lage sind, aus der Flut der Informationen die für sie relevanten herauszupicken. Gefühle der Hilflosigkeit, des Überwältigtsein, der Inkompetenz stellen sich ein.

– Stressfaktor Beschleunigung

Was haben neue Technologien wie Computer, Fax, E-Mail mit der steigenden Depressionsrate zu tun? Sehr viel, meint Michael Yapko. Denn: Die Beschleunigung, die bei der Übermittlung von Daten und Kommunikation hilfreich ist, erfasst auch andere Lebensbereiche, wo sie jedoch Schaden anrichten kann. Ob es um die Heilung eines körperlichen Leidens, eine psychotherapeutische Behandlung, den Aufbau einer Freundschaft oder einer intimen Beziehung geht – die Erwartung, dass auch solche fundamentalen Prozesse und Entwicklungen schnell gehen müssten, ist weit verbreitet. Der Psychologe Yapko macht dafür unter anderem auch den Medienkonsum der Menschen verantwortlich: Wer tagtäglich mehrere Stunden vor dem Fernseher sitzt und mit ansieht, wie selbst große Probleme sich im Spielfilmlängen-Zeittakt lösen lassen, unterschätzt mit der Zeit, wie viel Anstrengung und Geduld es erfordert, reale Probleme in den Griff zu bekommen. Erkennt die betroffene Person dann irgendwann, dass sich das angestrebte Ziel nicht schnell realisieren lässt, glaubt sie versagt zu haben. Minderwertigkeitsgefühle, ein geringes Selbstwertgefühl und Angst vor der nächsten Herausforderung können die Folge sein.

– Stressfaktor Baby Boomer-Generation

Die »Baby Boomer«, das ist jene Generation, die nach dem Zweiten Weltkrieg geboren und in den 50er und 60er Jahren aufgewachsen ist. Ein »Baby Boomer« ist heute also zwischen Mitte 40 und Mitte 50, kennt in der Regel keinen materiellen Mangel, ist beruflich längst etabliert – und dennoch ganz besonderen Stressoren ausgesetzt, die sein Depressionsrisiko derart erhöhen, dass er die Gruppe der alten Menschen von Platz 1 der Risikogruppen-Rangliste verdrängt hat. Angehörige der Baby Boomer-Generation sind in einer Zeit ständig wachsenden Wohlstands aufgewachsen und entwickelten dementsprechend große Erwartungen für ihr eigenes Leben: eine stetig sich aufwärts entwickelnde Karriere, Wohlstand, eine glückliche Familie. Doch die Grenzen des Wohlstands sind längst erreicht, die Konkurrenz im Beruf nimmt ständig zu und die hohe Scheidungsquote signalisiert, dass auch das private Glück brüchig ist. Wenn ein Mensch erkennt, dass die Kluft zwischen den hohen Erwartungen und dem tatsächlich Erreichten unerträglich breit ist, wird er nicht selten depressiv.

Richard Sennett nennt noch einen weiteren Belastungsfaktor: Wer arbeitslos wird oder in seiner Arbeit keinen Sinn mehr sieht, findet auf die Frage »Wer braucht mich« keine befriedigende Antwort mehr. »Das System strahlt Gleichgültigkeit aus. Menschen werden behandelt, als seien sie problemlos ersetzbar oder überflüssig. Das vermindert das Gefühl persönlicher Bedeutung.« Die »logische Reaktion« darauf, so Sennett, ist Apathie.

Apathie kann sich auch breit machen, wenn der Einzelne angesichts dieser immensen gesellschaftlichen Veränderungen keine Möglichkeiten findet, mit dem Stress in seinem Leben angemessen umzugehen. Wenn es ihm nicht gelingt, inmitten der stressvollen Turbulenzen nicht die Identität zu verlieren und angesichts der zunehmenden Unübersichtlichkeit für das eigene Leben die Übersicht zu bewahren, ist ein möglicher »Ausweg« die Depression.

TEIL I:
Depression –
Was ist das eigentlich?

»Das ist doch keine Krankheit« oder: Wer ist wirklich depressiv?

Wer Ärger mit dem Chef hat, reagiert »depressiv«; ein verregneter Urlaub macht »depressiv«, jemand hat »Depressionen«, weil ihn die Freundin verlassen hat; eine Frau sitzt nach dem Tod ihres Mannes nur noch »depressiv« in ihrer Wohnung. Der inflationäre Gebrauch des Wortes »Depression« hat unter anderem dazu geführt, dass alle möglichen Reaktionen auf Schwierigkeiten, Krisen oder Verlusterlebnisse als »Depression« bezeichnet werden.

Sicherlich haben alle Menschen in ihrem Leben für eine kürzere oder auch längere Zeitspanne schmerzhafte Erfahrungen zu verarbeiten, die Gefühle hervorrufen, die einer Depression nicht unähnlich sind. Von 10000 klinisch Gesunden gab in einer Befragung zum Beispiel jeder Zweite zu, »gelegentlich bedrückt« zu sein oder sich »niedergeschlagen« zu fühlen, jeder zehnte Befragte litt schon längere Zeit unter Traurigkeit.[1] Doch diese Gefühle dürfen nicht als Depression bezeichnet werden.

Verstimmungen oder **Stimmungsschwankungen** sind ganz normale Reaktionen auf alltägliche Belastungen, Ärgernisse und Enttäuschungen.

Trauer ist ebenfalls kein krankhafter Zustand, sondern eine natürliche Reaktion auf einen gravierenden Verlust. Es gibt keine »Regel«, wie lange eine Trauerphase andauern darf. Dies ist individuell sehr verschieden. Die Umwelt sollte einen trauernden Menschen auf keinen Fall drängen, zur »Normalität« zurückzukehren, wenn er dazu noch nicht bereit ist. Ratschläge à la »Das Leben geht weiter«, »Denk doch an die Kinder« oder

»Gib doch endlich seine/ihre Kleider zur Kleidersammlung« sind nicht nur unangebracht, sondern auch schädlich.

Nach einem schrecklichen Erlebnis, wie zum Beispiel einem Unfall, einer Naturkatastrophe, einer Geiselnahme oder ähnlichem, kommt es häufig zu einer **Posttraumatischen Belastungsreaktion**. Deren Symptome sind denen der Depression ähnlich, sollten aber nicht mit ihr verwechselt werden. Eine Posttraumatische Belastungsstörung bedarf einer anderen Behandlung.

Wie aber kann man erkennen, ob ein Mensch an der Krankheit Depression leidet, oder ob er »nur« unter Stimmungsschwankungen leidet oder eine ganz natürliche Trauerreaktion zeigt? Der Wiener Psychiater Hans Lenz hat die Depression einmal als »Krankheit der Losigkeiten« genannt.[2] Wer depressiv ist, der fühlt sich wertlos, ist lustlos, kraftlos, gefühllos, freudlos und in der Nacht liegt er oft schlaflos wach.

Von Depression sollte man erst sprechen, wenn bestimmte Symptome über einen längeren Zeitraum hinweg (mindestens zwei Wochen) beobachtet werden können. Bei depressiven Menschen sind vor allem vier Bereiche deutlich verändert:

1. Das Denken

»Pessimistische Erklärungsmuster sind der Kern depressiven Denkens. Eine negative Auffassung von der Zukunft, von sich selbst und von der Welt rührt daher, dass man die Ursachen für negative Ereignisse als dauerhaft, global und persönlich ansieht, die Ursachen für positive Ereignisse dagegen als zeitweilig, spezifisch und äußerlich«, erklärt Martin Seligman.[3] Ein depressiver Mensch fühlt sich für Misserfolge ausschließlich selbstverantwortlich, während er Erfolge auf das »Glück« oder auf »Zufall« zurückführt. Zurückweisungen von anderen verallgemeinert er schnell und fühlt sich grundsätzlich ungeliebt. Alternative Erklärungen, die nichts mit ihm persönlich zu haben (zum Beispiel: »Der Chef ist heute schlecht gelaunt. Seine Stimmung hat nichts mit mir zu tun.«) kommen ihm erst gar nicht in den Sinn.

2. Die Stimmung

Zweites Kennzeichen der Depression ist die negative Stimmung: Depressive fühlen sich elend und verzweifelt. Alles, was früher Freude bereitet hat, erscheint nun plötzlich sinnlos und leer. Ein depressiver Mensch kann sich über nichts mehr freuen, er fühlt sich völlig hoffnungslos, er hat seinen Glauben an sich, die Mitmenschen und – falls er ein gläubiger Mensch ist – auch an Gott verloren und ist unfähig, Entschlüsse zu fassen. (Ein trauriger oder trauernder Mensch ist zu all dem noch fähig.) Typisch für Depressive ist ein »Gefühl der Gefühllosigkeit« oder auch »tränenlose Trauer«.

3. Das Verhalten

Passivität, Unentschlossenheit und selbstmörderische Tendenzen gelten als typisch für depressive Menschen. Sie würden gerne etwas tun wollen, sehen sich dazu aber nicht in der Lage. Sie fühlen sich wie »versteinert«, verspüren aber innerlich eine quälende Ratlosigkeit. Ihre Situation ist vergleichbar der eines Menschen, der von seinem Stuhl aufstehen möchte, aber von einem kräftigen Klebstoff auf seinem Sitz gehalten wird.

Ein weiteres Symptom ist die psychomotorische Verlangsamung: ein depressiver Mensch spricht langsamer als ein nicht depressiver (seine Stimme hat keine Höhen und Tiefen mehr), er geht langsam, der kürzeste Weg wird zur äußersten Anstrengung. Der Depressive spürt sein gesamtes Körpergewicht, manche haben das Gefühl, sie müssten sich wie im Schlamm fortbewegen.

4. Körperliche Kennzeichen

Und schließlich ist die Depression noch an körperlichen Symptomen zu erkennen: Sexuelle Lustlosigkeit, Appetitmangel oder Essanfälle, Schlafstörungen oder starker Schlafdrang, Rückenschmerzen, Schmerzen in der Brust- oder Herzgegend, Atembeschwerden sind typische Symptome depressiv Erkrankter.

An diesen vier Merkmalgruppen kann man erkennen, ob ein Mensch »nur« traurig und niedergeschlagen ist, oder ob er bereits unter einer Depression leidet. Nicht alle Symptome müssen dabei gleichzeitig vorhanden sein. Doch je mehr Kennzeichen auf einen Menschen zutreffen, um so größer ist die Wahrscheinlichkeit, dass er depressiv ist.

Leider wird im Alltag nur selten zwischen den verschiedenen Gefühlen wie Traurigkeit, Niedergeschlagenheit, Liebeskummer differenziert. Sie alle werden in die Schublade »Depression« gesteckt, was letztendlich dazu führt, dass eine wirkliche Depression oftmals nicht erkannt wird.

So verwundert es nicht, dass auch die Betroffenen ihren Zustand herunterspielen und nicht als Krankheit erkennen. Mit ein Grund, warum sehr viele Depressive (in den USA schätzt man 70 Prozent) nicht die für sie richtige Hilfe erhalten und sich unnötigerweise mit ihren psychischen Problemen herumquälen. Es ist ein Merkmal aller Depressiver, dass sie versuchen, so lange wie nur möglich die äußere Fassade »Alles in Ordnung« aufrechtzuerhalten.

Ich quäle mich durch den Alltag: »Sei tapfer, reiß dich zusammen, du schaffst es schon, lass dir nichts anmerken, deine Familie braucht dich ... Leistungsfähig, unternehmungslustig, fröhlich, tragfähig und selbstdiszipliniert musst du sein ... Betrachte das Schöne, denke positiv ...«, so rede ich mir selber zu. Ich setze eine Maske auf, lächle nach außen und gebe mich freundlich. Eine gute Mutter möchte ich sein, die Kinder sollen unbeschwert aufwachsen. Ich übe meinen Beruf aus, besorge den Haushalt. Übermenschlich ist die Anstrengung, da die Verzweiflung alle Kraft frisst.[4]

So wie die Schweizerin Rahel Beglinger, die ihre Erfahrungen mit der Depression in Zeichnungen und Texten verarbeitet hat, verhalten sich viele depressive Menschen. Sie wissen, dass etwas mit ihnen nicht in Ordnung ist, aber ihre große Disziplin und der starke Wille, die alltäglichen Pflichten und Leistungsanforderungen zu erfüllen, lässt ihre Krankheit für sie selbst und auch für ihre Mitmenschen nicht sichtbar werden. Sie suchen höchstens wegen Kopf- oder Magenschmerzen, Verdauungs- und Schlafstörungen oder Herzbeschwerden den Arzt auf, der ihnen meist jedoch nicht helfen kann. Kein Wunder, denn das eigentliche Problem, die Depression, bleibt unerkannt. Experten sprechen in solchen Fällen von der larvierten (auch: maskierten) Depression: 90 Prozent aller larvierten Depressiven erhoffen sich Hilfe von Allgemeinmedizinern – und beginnen damit eine oftmals langjährige Odyssee von einem Arzt zum anderen.

Eine Forschergruppe am Berliner Universitätsklinikum Benjamin Franklin kommt in einer Studie mit 130 Patienten zu dem Schluss, dass 10 Prozent der Patienten, die wegen körperlicher Beschwerden – wie Schlaf- und Verdauungsproblemen, Gliederschmerzen oder Sexualstörungen – ihren Hausarzt aufsuchen, eigentlich unter einer Depression leiden. »Nur die Hälfte aller depressiven Erkrankungen wird erkannt und nur ein Drittel psychiatrisch behandelt«, klagt der Leiter der Forschungsgruppe Bernd Ahrens. Eine alarmierende Zahl, denn 10 bis 15 Prozent aller Menschen, deren Depression nicht oder falsch behandelt wird, nehmen sich selbst das Leben.[5]

Auch die Hausfrau Marie Karl erhielt erst nach langem Leiden und zahlreichen Fehlbehandlungen die richtige Diagnose. Die heute 60-Jährige litt seit Jahrzehnten unter heftigen Migräneanfällen und ominösen Rückenschmerzen. Angefangen hatten die Schmerzen etwa ein halbes Jahr nach ihrer Heirat, nachdem sie aus ihrer süddeutschen Heimat in den Norden Deutschlands gezogen war. Erst bekam sie leichte Schmerzmittel verschrieben, dann immer härtere. Doch die Medikamente halfen immer nur kurzfristig. Sie konsultierte einen Experten nach dem anderen – wirklich helfen konnte ihr niemand. Irgendwann konnte sie dann ohne ihre starken Schmerzmittel überhaupt nicht mehr das Haus verlassen – in »Spitzenzeiten« schluckte sie 15 Tabletten am Tag. Zu den Schmerzanfällen hatte sich nun noch eine Tablettenabhängigkeit eingestellt. Als das selbst ihrem Hausarzt unheimlich wurde, schickte er sie in eine Schmerzklinik. Und erst dort – Marie Karl war inzwischen 55 Jahre alt geworden – erkannte ein Arzt, worunter sie wirklich litt: Depression, lautete seine Diagnose, die Marie Karl zunächst nicht akzeptieren wollte. »Ich bin doch nicht verrückt«, war ihre erste Reaktion. Körperlich krank zu sein, das sei schon schlimm, aber »was an der Psyche zu haben« – welche Schande!

Eine Reaktion, die nicht untypisch ist: Nicht zuletzt sind depressive Störungen so schwer aufzudecken, weil psychische Krankheiten immer noch als etwas Bedrohliches, Unheimliches betrachtet werden. »Lieber wäre ich krebskrank«, äußerte einmal ein depressiver Mann seinem Arzt gegenüber, »das könnte ich wenigstens erzählen, und jeder wüsste, was das ist. Aber bei der Depression – da kann man nichts sehen, nichts fühlen, einfach nichts.«

Ähnliche Überlegungen stellt die an Depression erkrankte Journalistin Verena Hoehne in einem Briefwechsel mit ihrem Kollegen Ruedi Josuran an: »Ich habe mir auch überlegt, wie es wäre, wenn ich eine andere Krankheit hätte. Aus eigener Erfahrung kann ich über Tuberkulose sprechen. Als Kind habe ich wegen einer Hüfttuberkulose ein Jahr ununterbrochen im Streckbett gelegen ... Ich habe eine Schilddrüsenerkrankung gehabt, an deren Operation ich fast gestorben wäre. Das alles waren kleine Fische gegen die Depression, denn damals konnte ich kämpfen, den Ärzten beweisen, dass sie Unrecht haben mit ihren düsteren Prognosen, konnte alles daran setzen, wieder gesund zu werden mit Willen und Optimismus. Ich möchte und kann nicht über Krebs urteilen, aber es gab dunkle Momente, in denen ich diese furchtbare Krankheit in meinen Gedanken erwog und überlegte, ob mir dann nicht zumindest Mitleid entgegenkäme.«[6]

Die Ärzte sind inzwischen zwar sehr viel hellhöriger als früher, wenn ein Patient mit diffusen Beschwerden zu ihnen kommt, aber es sind immer noch zu viele, die sehr schnell zum Rezeptblock greifen, ohne die wirklichen Hintergründe geklärt zu haben. Viele entschuldigen ihr Verschreibungsverhalten damit, dass die Patienten schließlich nichts anderes erwarten würden. »Gebe ich kein Rezept mit, dann tut es der Kollege oder die Kollegin«, das mag oft ein Motiv für den Hausarzt sein, wenn er einen Patienten mit einer gängigen Diagnose und einem Rezept »abspeist«. Doch das ist nicht der einzige Grund, warum der Hausarzt nicht unbedingt der richtige Ansprechpartner für depressive Menschen ist. Oftmals fehlt ihm einfach das differenzierte Wissen oder auch die Erfahrung, um eine Depression erkennen und adäquat behandeln zu können. Wer über lange Zeit unter diffusen Beschwerden leidet, wer von seinem Arzt immer wieder die Auskunft »ohne Befund«, aber dennoch ein Rezept in die Hand gedrückt bekommt, der sollte mit sich selbst eine ehrliche »Bestandsaufnahme«

machen. Möglicherweise macht das Angst, und möglicherweise haben sich viele bereits mit ihren Beschwerden abgefunden. Nur wer bereit ist, der Wahrheit ins Auge zu sehen und sich nicht mehr hinter körperlichen Beschwerden »versteckt«, hat eine Chance, dass ihm geholfen wird.

Die folgenden Testfragen sollen Ihnen dabei helfen herauszufinden, ob Sie an einer Depression leiden. Konfrontieren Sie sich mit den Aussagen und überprüfen Sie, inwieweit die darin beschriebenen Probleme Sie *im Laufe der letzten Woche* belastet haben. Wenn Sie »überhaupt nicht« zustimmen können, kreuzen Sie die »1« an, wenn Sie nur wenig zustimmen können, die »2«, wenn Sie schon eher zustimmen, die »3«, und wenn eine Aussage voll auf Sie zutrifft, dann kreuzen Sie die Nummer »4« an:[7]

1. Ich fühle mich kraftlos und träge	*1*	*2*	*3*	*4*
2. Ich denke daran, mit dem Leben Schluss zu *machen*	*1*	*2*	*3*	*4*
3. Mein Appetit ist schlecht	*1*	*2*	*3*	*4*
4. Ich weine leicht	*1*	*2*	*3*	*4*
5. Ich fühle mich eingeengt und eingeschlossen	*1*	*2*	*3*	*4*
6. Ich habe ohne Grund Angst	*1*	*2*	*3*	*4*
7. Ich fühle mich traurig	*1*	*2*	*3*	*4*
8. Ich fühle mich in der Ausführung mancher Arbeiten gehemmt	*1*	*2*	*3*	*4*
9. Ich sorge mich zu viel				
10. Ich habe das Gefühl, dass ich das Interesse an vielem verliere	*1*	*2*	*3*	*4*
11. Es fällt mir schwer, Entscheidungen zu treffen	*1*	*2*	*3*	*4*
12. Ich blicke hoffnungslos in die Zukunft	*1*	*2*	*3*	*4*
13. Ich habe Konzentrationsstörungen	*1*	*2*	*3*	*4*
14. Ich denke an Sterben und Tod	*1*	*2*	*3*	*4*

15. Ich habe das Gefühl, dass ich mich zu allem anstrengen muss *1 2 3 4*

16. Selbst mitten unter Leuten fühle ich mich einsam *1 2 3 4*

Auswertung:

Zählen Sie nun die angekreuzten Zahlen zusammen. Wenn die Summe einen Wert unter 30 ergibt, dann sind Sie manchmal niedergeschlagen, aber noch lange nicht depressiv. Liegt Ihr Punktwert über 30, dann neigen Sie zu Depressionen, die allerdings nicht stark ausgeprägt sind. Bei einem Wert über 40 wäre es sinnvoll, einen Experten zu Rate zu ziehen. Sprechen Sie zunächst einmal mit einem Arzt Ihres Vertrauens, und lassen Sie sich von ihm eventuell zu einem Psychologen oder Nervenarzt überweisen und gründlich untersuchen. Der Test liefert nur einen Anhaltspunkt – keine Gewissheit. Sie sollten also nicht beunruhigt sein, wenn Ihr Wert sehr hoch ausfällt, sondern dies als Ermutigung auffassen, professionelle Hilfe in Anspruch zu nehmen und sich eingehend beraten zu lassen.

Zusätzlich zu diesem Test können Sie auf frühe Warnsignale achten, um einer versteckten oder beginnenden Depression auf die Spur zu kommen. Zu diesen frühen Symptomen gehören vor allem Schlafstörungen und plötzlich auftauchende körperliche Beschwerden wie beispielsweise Kopf-, Rücken- oder Magenschmerzen. Vor allem bei Frauen kann ein verändertes Essverhalten Anzeichen für eine beginnende Depression sein. Nahrung wird oft als eine Art Selbstmedikation intuitiv eingesetzt. Das liegt zum einen daran, dass man mit Nahrung vorübergehend die innere Leere füllen und sich »belohnen« kann; zum anderen haben Frauen weniger Möglichkeiten als Männer, frustrierende Gefühle zu betäuben. Männer greifen eher zum Alkohol, ziehen mit Kumpels durch die Kneipen oder versuchen depressive Gefühle mit sexuellen Aktivitäten zu bekämpfen.

Amerikanische Studien haben gezeigt, dass kohlenhydrathaltige Nahrungsmittel und Süßigkeiten in großen Mengen den Endorphin-Spiegel (Endorphine sind eine Art körpereigene Opiate, die für unser psychisches Wohlbefinden zuständig sind) erhöhen können – und damit dem Esser zu einem kurzfristigen Highgefühl verhelfen. Übermäßiges Essen lenkt also tatsächlich von depressiven Gefühlen ab; doch wenn die Wirkung nachlässt, fällt man mit noch größerer Wucht in das schwarze Loch zurück.[8]

Rahel Beglinger, die nach einem schweren Selbstmordversuch das Bedürfnis hatte, ihr depressives Erleben anderen verständlich zu machen, gibt in ihrer Beschreibung der Depression ein eindrucksvolles Zeugnis vom Erleben der Betroffenen:

Mein Körper war unendlich schwer, eine tiefe Traurigkeit hielt mich gefangen, und ich hatte Schuldgefühle meinen Angehörigen gegenüber: Kann ich meine Aufgaben und Pflichten noch erfüllen?

Ich war am Ende aller Kraft, konnte nicht mehr – und wollte doch eigentlich. Ich konnte mich nicht mehr entschließen zu etwas, hatte Mühe mit der Sprache, mit den Bewegungen, ich wurde immer stiller.

Für mich war die Depression wie eine Glasglocke: Ich konnte noch hindurchgehen, ich sah, da sind die Menschen, die Dinge, die Landschaft, aber ich war getrennt von allem, abgeschnitten. Und trotzdem lächelte das Gesicht. Ich wollte teilhaben und konnte doch nicht mehr. Dieses Gefühl führte dazu, dass ich auch die Realität nicht mehr richtig sah – alles war verzerrt. Es wurde immer schwerer, überhaupt zu gehen, auf die Straße, aus dem Haus.

Nicht nur die Tage waren schlimm, auch die Nächte. Auch nachts kam keine Erholung. Schlafstörungen quälten mich oft. Und wenn ich dann mal einschlief, quälten mich starke Albträume. Ich empfand das Leben als unendlich schwer, erdrückend, nicht zum Aushalten, grausam. Um dieser Schwere zu entfliehen, habe ich in den schweren Depressionen immer wieder an die Möglichkeit des Suizids gedacht, habe auch einen Selbstmordversuch gemacht. Die Gedanken kreisten und kreisten um den Tod, um den Suizid – doch gesprochen habe ich nicht darüber. [9]

In dieser Selbstbeschreibung kommt deutlich zum Ausdruck, in welch großer Einsamkeit die Betroffenen mit ihrem Leiden kämpfen. Zu spüren – etwas geht mit mir vor, etwas stimmt grundlegend nicht – und gleichzeitig keine Erklärung dafür zu haben, das wird als sehr bedrohlich erlebt. Um so wichtiger ist es, eine Depression bereits in ihrem Frühstadium zu erkennen, damit die Gitterstäbe des Gefängnisses »Depression« sich nicht immer enger und enger um den betroffenen Menschen schließen.

»Das liegt an den Hormonen« oder: Warum Frauen häufiger an Depression erkranken als Männer

Die Weltgesundheitsorganisation (WHO) bezeichnet die Krankheit Depression als »leading disease burden« für Frauen. Das bedeutet: Depression ist die Hauptursache, wenn Frauen erkranken oder sterben. Weltweit sind in den entwickelten Ländern 20 Prozent der weiblichen Bevölkerung betroffen, so die Berechnungen der WHO. Die Erkrankungsrate der Männer liegt um die Hälfte niedriger. Oder anders ausgedrückt: Frauen sind doppelt so häufig von der Krankheit Depression betroffen als Männer. Eine Fülle von Spekulationen und Hypothesen wird zur Erklärung dieses Unterschiedes angeboten: Frauen gehen eher zum Arzt als Männer, geben leichter psychische Probleme zu, sind gewöhnt, über Gefühle zu reden, während Männer sich bei Schwierigkeiten lieber dem Alkohol zuwenden. Besonders einleuchtend erscheint auf den ersten Blick die Annahme, hormonelle Störungen könnten die höhere Depressionsrate von Frauen erklären. Hormone gelten als verantwortlich dafür, dass Frauen »von Natur aus« verletzlicher und labiler reagieren als Männer. Während Männer geradlinig und emotionslos ihr Leben meistern, – so das Klischee –, sind Frauen eher unberechenbar. Bei ihnen muss man(n) ständig mit Gefühlsausbrüchen rechnen, sie sind leicht aus der Fassung zu bringen. Tatsache ist, dass Frauen starken Hormonschwankungen ausgesetzt sind, die ihre psychische Verfassung beeinflussen können, aber nicht unbedingt müssen.

Der Einfluss der Hormone

Nach der Geburt eines Kindes erkranken manche Frauen an Depression. Selbst wenn Schwangerschaft und Geburt völlig problemlos verlaufen und die Frau sich auf ihr Kind freut, kann sie wenige Tage nach der Geburt in ein schwarzes Loch fallen. Schätzungsweise jede zweite junge Mutter muss diese Erfahrung machen. Ein Phänomen, das unter dem Begriff »Wochenbett-Depression« oder, salopp ausgedruckt: »Heultag«, bestens bekannt, aber leider in seiner Belastung für die Frau immer noch unterschätzt ist. Viele Frauen reagieren sehr verstört auf die depressiven Gefühle, denn eigentlich – so will es der Mythos von der natürlichen Mutterliebe – sollten sie sich doch freuen. Stattdessen bekommen sie »aus heiterem Himmel« Weinkrämpfe, fühlen sich müde, schlapp und haben an nichts – auch nicht an ihrem Baby – Interesse. Das wiederum verursacht ihnen Schuldgefühle, die ihre Stimmung nur noch mehr verschlechtern. In den meisten Fällen verschwindet die Depression nach kurzer Zeit ebenso schnell, wie sie gekommen ist. Bei einem Viertel bis einem Drittel der Frauen allerdings hält die dunkle Stimmung länger als eine Woche an, und circa 10 Prozent der Frauen leiden auch Monate nach der Geburt ihres Kindes noch unter schweren Depressionen. Von Medizinern wird dieses Phänomen oftmals nicht besonders ernst genommen, weil es eine ganz plausible Erklärung dafür gibt. Die Hormonumstellungen nach der Geburt sind enorm: Während weniger Stunden verringert sich die Konzentration der zwei wichtigsten Schwangerschaftshormone Östrogen und Progesteron, ebenso sinken die Werte des Schilddrüsenhormons. Das sind nur die wichtigsten Veränderungen. Daneben gibt es noch eine ganze Reihe anderer, die die Frau verkraften muss.

Der Zusammenhang zwischen den Hormonschwankungen und der Stimmungslage ist bekannt: Ein starker Abfall der Hormone Progesteron, Östrogen und des Schilddrüsenhormons verringert auch die Neurotransmitter Serotonin, Dopamin und Noradrenalin im Gehirn. Und diese Neurotransmitter wiederum spielen eine große Rolle bei der Depression (vgl. Kapitel I/3).

Auch das »Prämenstruelle Syndrom« (PMS) lässt mehr als zwei Drittel aller Frauen Monat für Monat in Depressionen verfallen. Wenn diese Frauen vor oder während ihrer Menstruation »verrückt spielen«, dann kann das nach Erkenntnissen der medizinischen Forschung unter anderem an einem Mangel an Progesteron und einem Zuviel an Östrogen oder Prolactin liegen sowie an einem Überschuss an Stress- oder Schilddrüsenhormonen.

Für viele Frauen war die »Entdeckung« des PMS eine große Erleichterung, fühlten sie sich doch endlich ernst genommen. Und vor allem hatten sie auch für sich selbst eine entlastende Erklärung für ihre Stimmungsschwankungen. In manchen europäischen Ländern kommen Frauen vor Gericht mit einer milderen Strafe davon, wenn sie nachweisen können, dass sie zum Zeitpunkt ihrer Tat unter dem prämenstruellen Syndrom gelitten haben – und daher für ihre Tat nicht voll verantwortlich gemacht werden können. Skepsis ist jedoch angebracht, denn der »Freibrief« PMS kann auch leicht als Gegenargument für Emanzipationsbestrebungen herangezogen werden. Wenn Frauen einmal im Monat »unzurechnungsfähig« sind, dann können ihnen doch keine verantwortungsvollen Aufgaben anvertraut werden. Da muss doch immer damit gerechnet werden, dass sie im entscheidenden Moment ihre kritischen Tage haben.

Erklärt man das Verhalten einer Frau mit Hormonstörungen, dann ist es auch nicht mehr notwendig, sich ihre Lebensumstände anzusehen. Dabei wird vernachlässigt, dass ein veränderter Hormonhaushalt auf verschiedene Ursachen zurückgeführt werden kann – unter anderem auch auf Stress. In jüngster Zeit mehren sich die Hinweise, dass Frauen auf Umwelteinflüsse und jahreszeitabhängige Veränderungen anders reagieren als Männer. Und dass sie auch aufgrund ihrer sozialen Situation anfälliger für Depressionen sind als das männliche Geschlecht. Die Wissenschaft ist noch weit entfernt, hierzu endgültige Antworten liefern zu können. Einige Forschungsergebnisse ermutigen die Experten jedoch zu vorsichtiger Hypothesenbildung[1]:

- Männliche und weibliche Gehirne sind im Uterus aufgrund der Unterschiede zwischen den X- und den Y-Chromosomen unterschiedlichen hormonellen Milieus ausgesetzt. Diese Unterschiede beeinflussen möglicherweise die Gehirnentwicklung in der Art, dass Frauen später sensibler auf Umweltstressoren reagieren als Männer.
- Die Tatsache, dass Mädchen sehr viel häufiger als Jungen mit dem Beginn der Pubertät anfällig für depressive Erkrankungen werden, deutet darauf hin, dass die Hormone Östrogen und Progesteron eine Rolle bei der Depressionsentstehung spielen.

  Östrogen scheint die Stressreaktion des Körpers negativ zu beeinflussen. Während stressiger Zeiten schüttet die Nebennierendrüse vermehrt das Hormon Kortisol aus, das den Stoffwechsel und das Immunsystem aktiviert, um den Menschen abwehrbereit gegenüber »Bedrohungen« aller Art zu machen. Ist die Stresssituation vorüber, sinkt der Kortisonspiegel wieder. Nun mehren sich die Anzeichen, dass das weibliche Hormon Östrogen nicht nur die Kortisonreaktion übermäßig antreibt, sondern gleichzeitig verhindert, dass nach »überstandener Gefahr« die Produktion des Stresshormons wieder gedrosselt wird. Die Folge: Frauen erleben Stresssituationen intensiver als Männer, und ihre Stressreaktionen dauern auch länger an. In etwa der Hälfte aller schweren depressiven Erkrankungen von Männern und Frauen konnte ein Zusammenhang zwischen einem erhöhten Kortisolspiegel und der Krankheit Depression festgestellt werden. Wenn also das Hormon Östrogen die Ausschüttung des Stresshormons Kortisol bei Frauen verstärkt und verlängert, dann liegt die Vermutung nahe, dass dieses Östrogen bei der besonderen Anfälligkeit von Frauen für die Krankheit Depression eine wichtige Rolle spielt.

- Forscher am National Institute of Mental Health stellten fest, dass die physiologischen Reaktionen von Frauen auf Veränderungen der Lichtverhältnisse deutlicher ausfallen als die der Männer. Die Wissenschaftler interessierten sich für die so genannte »Winterdepression« (SAD, seasonal affective disorder) und die Rolle, die das Hormon Melatonin dabei spielt. Auch SAD wird dreimal häufiger bei Frauen als bei Männern diagnostiziert.
  Das Hormon Melatonin wird nur bei Dunkelheit vom Körper produziert und wenn die innere Uhr signalisiert: »Es ist Nacht«. Sobald es wieder heller wird, sinkt der Melatoninspiegel im Körper wieder. Wie die Forscher feststellten, unterscheidet sich im Winter die Melatoninproduktion von Männern und Frauen: Die Dauer der nächtlichen Melatoninproduktion war im Winter bei Frauen verlängert. Bei Männern konnte dieser jahreszeitliche Effekt nicht festgestellt werden. Die amerikanischen Forscher schlussfolgern daraus, dass Frauen – trotz künstlicher Lichtquellen – äußerst sensibel auf Veränderungen in natürlichen Lichtverhältnissen reagieren. Noch ist unklar, ob die vermehrte Melatoninproduktion Auswirkungen auf andere Hormone wie das Stresshormon Kortisol oder Östrogen hat. Die komplizierten Zusammenhänge werden zurzeit intensiv erforscht.

- Eine Schlüsselrolle wird schon heute dem Neurotransmitter Serotonin zugeschrieben. Er beeinflusst sowohl die Kortisol- als auch die Melatoninproduktion. Wie Forschungsarbeiten an Tieren zeigen, scheint es eine Verbindung zwischen dem serotonergen System im Gehirn und der sozialen Situation eines Tieres zu geben. Nicht nur Stress und Tageslichtveränderungen verändern dieses System, sondern auch der soziale Status. Eine Reihe von Studien zeigt, dass sich der Serotoninspiegel im Blut und im Gehirn verändert, wenn ein Tier in der sozialen Hierarchie seiner Gruppe auf- oder absteigt. So haben beispielsweise dominante männliche Affen einen höheren Serotoninspiegel als Affen, die über weniger soziale Macht verfügen. Sowohl in der Tierwelt als auch beim Menschen scheint es Unterschiede in der Serotonin-Synthese zu geben. Amerikanische Wissenschaftler konnten belegen, dass die Serotonin-Synthese bei Männern um 52 Prozent höher liegt als bei Frauen. Diese geringere Serotoninproduktion mag für das höhere Depressionsrisiko von Frauen verantwortlich sein, vor allem wenn unter Stress oder im Winter die Serotoninbatterie ohnehin leer ist.

Der Einfluss der traditionellen Frauenrolle

So vielversprechend und interessant diese neuen Forschungsergebnisse auch sind, sie dürfen nicht dazu verführen, die möglicherweise biologischen Wurzeln der Depression als alleinige Ursache dieser Krankheit zu betrachten. Biologische und soziale Faktoren beeinflussen einander. Allein aufgrund ihres größeren genetischen Risikos wird keine Frau an Depression erkranken. Depression ist eine Stresskrankheit: Je mehr Stress es im Leben einer Frau gibt, desto größer die Gefahr, depressiv zu werden. Stress kann dabei in einem Frauenleben ganz verschiedene Gesichter haben.

Dann fühlst du dich plötzlich, als ob du's nicht mehr schaffst – alles scheint dir zu anstrengend zu sein, die endlose Hausarbeit, das dauernde Essenplanen. Ohne ersichtlichen Grund rebellierst du. »Warum soll ich immer alles machen?« fragst du dich verzweifelnd. »Bevor ich verheiratet war, musste ich das nicht tun. Warum muss ich es jetzt?« Wie jeden Morgen stehst du auf und machst das Frühstück, während dein Mann im Bad ist. Du kletterst im Halbschlaf aus dem Bett, schleppst dich die Treppe runter und merkst, wie ein Gefühl der Abwehr in dir wächst. Das fröhliche Pfeifen oben bewirkt, dass du dich noch verquerer fühlst. Ohne Vorwarnung beginnt der Toast anzukokeln, und die Würstchen bruzzeln nicht friedlich in der Pfanne wie immer, sondern beginnen zu spritzen und zu platzen. Hastig versuchst du, den Toast zu retten, der aber nur noch für den Müll taugt. Die Würstchen sind nur noch kaum zu erkennende Überbleibsel dessen, was sie mal waren, und du wirfst sie ebenfalls in den Mülleimer. Dein ahnungsloser Gatte öffnet die Küchentür in Erwartung seines fertigen Frühstücks und findet stattdessen eine verräucherte Bude und eine erschöpfte Frau. Du bist so entnervt, dass du hilflos zu weinen beginnst.[2]

Untersuchungen belegen eindeutig einen Zusammenhang zwischen Depressionen und Familienstand. Ledige Frauen sind danach weniger depressiv als ihre verheirateten Geschlechtsgenossinnen. Umgekehrt aber leiden ledige Männer häufiger als verheiratete an psychischen Problemen. Die Ehe bietet Männern also offensichtlich Schutz vor Depressionen, während sie Frauen verletzbarer macht. Nur Hausfrauen, Mütter mit Kindern im

Vorschulalter haben dabei ein noch höheres Depressionsrisiko als berufstätige Ehefrauen und Mütter. Denn es ist nicht unbedingt die Doppelbelastung durch Familie und Beruf, die heute viele Frauen bewältigen müssen, vielmehr sind es gesellschaftliche Isolation und zwischenmenschliche Probleme, die Frauen depressiv machen.

- Verheiratete Männer sind sehr viel weniger von Depression betroffen als unverheiratete. Verheiratete Frauen dagegen sind häufiger depressiv als ledige. Sie berichten in hohem Maße von ehelichen Spannungen und von Unzufriedenheit mit ihrer Beziehung. Eheliche Auseinandersetzungen, Untreue des Partners oder dessen Unverständnis bedeuten für Frauen – vor allem wenn sie nicht berufstätig sind – größeren Stress als für Männer.
- Wie Studien zeigen, ist allein die Tatsache, ein kleines Kind zu versorgen, ein wesentlicher Faktor für die Entstehung der Depression bei Frauen. Im Gegenteil zur landläufigen Meinung werden Frauen seltener depressiv, wenn die Kinder das Haus verlassen.
- Berufstätigkeit hat im Allgemeinen einen positiven Einfluss auf die psychische Stabilität von Frauen. Wie neuere Studien zeigen, gilt dies aber nicht mehr, sobald Frauen für sie »untypische« berufliche Bereiche erobern. Die Depressionsrate ist unter Frauen, die in Männerdomänen vordringen (mittleres bis oberes Management, Professorenposten etc.), besonders hoch.
- Immer noch fühlen sich Frauen für das Klima in Partnerschaft und Familie zuständig, während Männer sich von Krisen und Streit nicht so sehr beeinflussen lassen. Wie in einer Untersuchung festgestellt wurde, geben depressive Frauen im Vergleich zu nicht depressiven deutlich häufiger stark belastende Ehekonflikte an.[3] Frauen leisten »Beziehungsarbeit«,

sie fühlen sich nicht nur für das leibliche, sondern auch für das psychische Wohl ihrer Männer und Kinder verantwortlich. Doch wer kümmert sich um ihre Sorgen, um ihr psychisches Wohlergehen? Ein unzureichendes soziales Netzwerk und fehlende intime Beziehungen sind in vielen Studien als Hauptrisikofaktor der Depression identifiziert worden. Für Frauen, so kann belegt werden, sind enge Beziehungen wichtiger als für Männer. Sie haben ein starkes Bedürfnis nach Nähe und Bindung, das jedoch von der Gesellschaft als »Abhängigkeit« abgewertet wird. Frauen lernen daher, ihr Bedürfnis nach Verbundenheit als »neurotisch« und »unnormal« zu betrachten. So sind Frauen in einer paradoxen Situation gefangen: Die Gesellschaft erwartet immer noch von ihnen, dass sie sich über ihre Beziehungen definieren, wertet aber gleichzeitig die Wichtigkeit von Bindung ab. Diese paradoxe Situation kann in die Depression führen.

Die Psychotherapeutin Ellen McGrath sieht in der traditionellen Frauenrolle die Hauptursache der weiblichen Depression und unterscheidet fünf Formen:[4]

- *Die Opfer-Depression.* Sie resultiert aus gelernter und realer Hilflosigkeit und fehlenden Fähigkeiten, auf Gewalt und Unterdrückung angemessen zu reagieren.
- *Die Beziehungs-Depression.* Sie entsteht, wenn eine Frau realisiert, dass ihr Bild von Beziehungen und Beziehungsgestaltung zu idealisiert ist und der Realität nicht standhält.
- *Die Altersangst-Depression.* Wenn Frauen älter werden, steigt ihr Depressionsrisiko. Vor allem jene Frauen sind betroffen, die ihren Wert mehr oder weniger ausschließlich über ihre äußere Erscheinung definieren.

- *Die Erschöpfungs-Depression.* Sie entsteht, wenn traditionelle weibliche Aufgaben wie zum Beispiel die Sorge für andere mit dem nichttraditionellen Wunsch nach Eigenständigkeit und beruflicher Leistung kollidieren. Der Wunsch, es jedem recht zu machen, und das Bedürfnis, ein eigenes Leben leben zu können, fördern, die Entstehung einer depressiven Erkrankung.
- *Die Body Image-Depression.* Viele Frauen reagieren mit Depressionen, wenn sie erkennen, dass ihr Körper den öffentlichen Standard von Schönheit, Schlankheit, Sexappeal und Jugend nicht erfüllt. Essstörungen wie Anorexie oder Bulimie sowie ständig kontrolliertes Essen sind häufig verzweifelte Versuche, die Depression in Schach zu halten.

In einem Frauenleben gibt es mehr als genug Gelegenheiten, sich hilflos zu fühlen, und Hilflosigkeit führt, wie der Sozialpsychologie Martin Seligman eindrucksvoll nachgewiesen hat, zu einer pessimistischen Lebenseinstellung und damit in die Depression. In einer bundesweiten Befragung von 900 leicht bis schwer depressiven Frauen fand eine Hamburger Psychologinnengruppe bestätigt, dass es einen Zusammenhang zwischen Depression und traditioneller Frauenrolle gibt.[5] Danach gefragt, wie sie erzogen worden sind, wie ihrer Meinung nach eine Frau sein sollte und wie sie sich selbst sehen, wurden in den Antworten der Frauen große Diskrepanzen deutlich. Während sich ihre Erziehung am traditionellen Frauenbild ausrichtete (eine Frau soll ordnungsliebend, bescheiden, sanft, häuslich, geduldig, fürsorglich sein), wären die Frauen selbst gerne ganz anders. Sie hätten gerne männliche Eigenschaften wie durchsetzungsfähig, selbstbewusst, aktiv, unabhängig und mutig. Besonders auffallend waren die Aussagen zur »Aggressivität«: Nur 17 Prozent der befragten Frauen glauben, dass eine Frau aggressiv sein darf, aber 51 Prozent erleben sich selbst als aggressiv.

Die Wissenschaftlerinnen vermuten, »dass viele Frauen aggressives Verhalten generell als etwas Schlechtes ansehen, dass sie also während ihrer Erziehung nicht nur lernten, Wut und Ärger zu unterdrücken (nur 2,4 Prozent geben an, dass sie diese Gefühle im Elternhaus zeigen durften), sondern auch generell den Ausdruck von Aggression für Frauen ablehnen. Wir gehen davon aus, dass abgelehnte, nicht gelebte Gefühle oftmals gegen das eigene Selbst gerichtet werden, so dass die nach innen gerichtete Aggression sich in Selbsthass, mangelndem Zutrauen, depressiver Blockierung etc. äußern kann.«

Auch hier also wieder der Hinweis auf die frühe Erziehung von Mädchen zu Anpassung und »Bravheit«. Ziele, die für die Erziehung von Jungen nicht als erstrebenswert gelten. Der negative Einfluss der spezifisch weiblichen Sozialisation ist oftmals schon bei Mädchen in der Pubertät festzustellen, wie verschiedene Untersuchungen zeigen.[6] Unterscheiden sich Mädchen unter zehn Jahren in ihrer Selbstwahrnehmung und -einschätzung noch nicht von den Jungen, ändert sich das in der Pubertät drastisch. Deutlich mehr Mädchen als Jungen sind jetzt mit sich, ihrem Aussehen und ihrem Leben unzufrieden. Sie wären gerne anders, als sie sind, fühlen sich ungeliebt und unglücklich. Und sie sind auch mit ihrer Gesundheit weniger zufrieden als ihre männlichen Altersgenossen. Bereits junge Mädchen leiden häufig unter Kopf- oder Magenschmerzen, schlafen schlecht und fühlen sich niedergeschlagen. Und dementsprechend hoch ist auch ihr Konsum an Schmerzmitteln. (Ein Muster, das sich bis ins Erwachsenenleben hinein fortsetzt.)

Diese Unterschiede zwischen heranwachsenden Mädchen und Jungen werden von Sozialforschern darauf zurückgeführt, dass Mädchen sich ihrer selbst sehr viel unsicherer sind als Jungen. Sie haben ein geringes Selbstwertgefühl, stellen sich stark in Frage und wissen auch heute noch nicht, welcher Platz in der Gesellschaft der ihre sein könnte. Mädchen, so der amerikanische Sozialpsychologe Martin E. P. Seligman, müssen »überreichliche Erfahrung« mit Hilflosigkeit machen: »Das Verhalten von Knaben wird von Eltern und Lehrern gelobt oder kritisiert, während das von Mädchen häufig ignoriert wird. Knaben werden zu Selbstvertrauen und Aktivität erzogen, Mädchen zu Passivität und Abhängigkeit. Wenn sie erwachsen sind, finden sich Frauen in einer Kultur vor, die die Rolle der Hausfrau und Mutter verachtet. Wendet sich eine Frau der Arbeitswelt zu, stellt sie fest, dass ihre Leistungen weniger Anerkennung finden als die von Männern. Wenn sie bei einer Konferenz das Wort ergreift, schauen mehr Leute gelangweilt drein als bei einem Mann.«[7]

Der Einfluss eines negativen Denkstils

Erschwerend kommt bei Frauen noch hinzu, wie sie mit depressiven Stimmungen umgehen: Während Männer versuchen, sich abzulenken, denken Frauen über ihre Stimmung nach und versuchen, sie zu analysieren.

Der Schweizer Psychologe Guy Bodenmann von der Universität Fribourg wollte herausfinden, warum Frauen ein höheres Risiko besitzen, depressiv zu erkranken. Bodenmann konnte nachweisen, dass die Gefahr für depressive Erkrankungen dann steigt wenn Menschen in belastenden Situationen einen »weniger günstigen kognitiven Verarbeitungsstil« anwenden.[8]

Dies war das Hauptergebnis eines Experiments, das Bodenmann mit 70 Paaren durchführte. Den Teilnehmern wurde gesagt, sie würden an einem »Paar-Intelligenztest« teilnehmen, in Wirklichkeit handelte es sich jedoch um einen Test, der den Umgang mit Stress messen sollte. Das Paar wählte einen von zwei »Intelligenztests« gemeinsam aus, anschließend bearbeiteten die Partner die Aufgaben unabhängig voneinander in getrennten Räumen. Über eine Gegensprechanlage konnten sie sich über die Aufgaben austauschen. Um Botschaften senden oder empfangen zu können, mussten sie jedoch einen bestimmten Code eingeben. Und an dieser Stelle hatte Bodenmann Fehlerquellen eingebaut. Wenn einer der Partner dreimal hintereinander die Gegensprechanlage falsch bediente, wurde der Test abgebrochen. Der Versuchsleiter manipulierte die Fehlerleistung dabei nach Zufall und wies einmal der Frau, einmal dem Mann die »Schuld« am Testabbruch zu.

Bodenmanns Interesse galt nun der Frage, wie die Versuchsteilnehmer mit ihrem (angeblichen) Misserfolg oder dem des Partners/der Partnerin fertig wurden und wie sich ihre Befindlichkeit während des Tests veränderte.

Vor der Testphase unterschieden sich Männer und Frauen in ihren Befindlichkeitswerten nicht: Beide Geschlechter beschrieben ihre emotionale Verfassung im Fragebogen als neutral. Doch bereits während des Tests erlebten sich die Frauen als deutlich deprimierter – ein Unterschied, der auch nach dem Ende des Tests und dem »Misserfolg« stark ausgeprägt blieb.

Guy Bodenmann führt diese Geschlechterdifferenz vor allem auf den unterschiedlichen kognitiven Verarbeitungsstil von Männern und Frauen zurück. So war es zum Beispiel den Frauen sehr wichtig, den Partner (oder das Paar) im Test nicht zu blamieren, während die Männer eher das Ziel verfolgten, sich selbst in möglichst gutem Licht darzustellen und die *eigene* Blamage zu vermeiden. Durch ihre »Außenorientierung« und ihre

Rücksichtnahme auf den Partner setzten sich die Frauen sehr viel mehr unter Stress, als dies ihre Partner taten.

Gefragt, wie sie ihren Misserfolg im Test begründen, schoben Frauen dies auf ihre »Ungeschicklichkeit« und auf ihre »Unfähigkeit, mit technischen Geräten umzugehen« zurück. Manipulierte der Versuchsleiter die Fehlerquote so, dass die Verantwortung für den Misserfolg auf Seiten des Mannes lag, fand dieser ganz andere Erklärungen: Die Tagesverfassung war nicht gut oder auch: Er habe sich nicht ausreichend angestrengt. Zudem neigten die männlichen Versuchspersonen dazu, die Schuld ihrer Partnerin zuzuschieben. Sie sei zu ungeschickt, zudem fehle der Partnerin – die Männer scheuten sich nicht, dies dem Versuchsleiter mitzuteilen – die nötige Intelligenz.

Wenn Frauen die Ursache des Misserfolgs beim Partner suchten, dann waren sie weit milder in ihrem Urteil: Sie führten seine Fehler höchstens auf mangelnde Anstrengung zurück.

Dieses Experiment zeigt klar, dass Frauen »bereits in relativ unbedeutenden Stresssituationen ungünstiger reagieren als Männer«, meint der Schweizer Psychologe. Zu allem Übel, auch das zeigt das Experiment, werden sie »in diesem Verhalten durch die soziale Umwelt verstärkt«. Die Deprimiertheit, mit der Frauen auf Probleme in Alltagssituationen reagieren, kann »im Falle gewichtiger Stressoren leicht in Depression umschlagen«, so Bodenmann.

Weiter fand der Psychologe heraus: Frauen haben im Vergleich zu Männern nicht nur einen selbstschädigenden Denkstil, auch ihre Bewältigungsversuche sind nicht geeignet, Unheil von ihnen abzuwenden. In einem Fragebogen sollten die Versuchsteilnehmer Auskunft darüber geben, mit welchen Selbstgesprächen sie während des Tests den Stress in Schach hielten. Sie hatten die Wahl zwischen Selbst-, Partner- und Fremdvorwürfen, Umbewertung (»alles halb so schlimm«), Informationssuche (»was ist zu tun?«) und negativen Selbstgesprächen (»hätte ich doch nur nicht teilgenommen!«).

Während Männer im Fragebogen dreimal häufiger die Aussage ankreuzten: »Ich mache meiner Partnerin/anderen im Stillen Vorwürfe«, führten Frauen eher negative Selbstgespräche und machten sich selbst Vorwürfe. Dies aber verstärkt die Gefahr, ins Grübeln zu geraten. Und Grübeln wiederum ist ein wesentliches Symptom depressiven Verhaltens.

Die Psychologinnen Susan Nolen-Hoeksema und Benita Jackson konnten in diversen Studien belegen, dass Menschen, die zum Grübeln neigen, ein hohes Depressionsrisiko haben. Grübeln, so stellten die Psychologinnen fest, ist für die Betroffenen ein dreifaches Handicap:

- Sie denken negativ über ihre gegenwärtige Situation, ihre Vergangenheit und ihre Zukunft.
- Sie sind wenig interessiert an Aktivitäten, die ihre Stimmung verbessern und ihnen das Gefühl geben könnten, dass sie Herr oder Frau der Lage sind.
- Sie haben Schwierigkeiten, angemessene Lösungen für Probleme zu finden.[9]

In einer Studie mit 515 Frauen und 612 Männern wollten Susan Nolen-Hoeksema und Benita Jackson klären, aus welchen Gründen Menschen grübeln und ob es dabei Geschlechtsunterschiede gibt.

Eindeutiges Ergebnis: Frauen grübeln deutlich mehr als Männer.

Haben sie auch mehr Grund dazu?

An der Häufigkeit negativer Lebensereignisse kann es nicht liegen, wie die Psychologinnen feststellten. Männer erlebten sogar deutlich mehr negative Vorkommnisse im Lauf eines Jahres als Frauen. Doch wenn danach gefragt wurde, wie häufig nahe stehende Menschen von Problemen und Schicksalsschlägen betroffen waren, erinnerten sich Frauen an sehr viel mehr derartige Geschehnisse in ihrer nächsten Umgebung als Männer. Frauen scheinen also stärker auf das zu reagieren, was *anderen* passiert, und sich darüber Sorgen zu machen.

Zudem, so stellte sich weiter heraus, sind Frauen deutlich mehr belastet als Männer. Gefragt, wie viel Stunden sie für Berufstätigkeit, Hausarbeit, Kindererziehung und Betreuung älterer Menschen aufwenden müssen, gaben Frauen sehr viel mehr Stunden an als Männer. 25- bis 35-jährige Frauen kommen beispielsweise pro Woche auf 90 Stunden, die gleichaltrigen Männer dagegen nur auf 68 Stunden. Chronische Überlastung aber führt leicht zu dem Gefühl, die Dinge nicht mehr unter Kontrolle zu haben und ihnen ausgeliefert zu sein. Kontrollverlust wiederum bewirkt Hilflosigkeit und Hilflosigkeit wiederum ist ein wesentliches Merkmal der Depression.

Der Einfluss der frühkindlichen Erfahrungen

Möglicherweise sind die Wurzeln für die höhere Depressionsanfälligkeit von Frauen aber auch in deren Kindheitserfahrungen und der speziellen weiblichen Sozialisation zu suchen. Genauer: in der besonderen Bindung zwischen Mutter und Tochter, die sich deutlich von der Beziehung unterscheidet, die Mütter zu ihren Söhnen haben. Weil sie dasselbe Geschlecht haben, tendieren Mütter dazu, ihre kleine Tochter als Bestandteil von sich selbst zu betrachten, und gestehen ihr weniger Eigenständigkeit und eigene Entwicklung zu als ihren Söhnen. Die amerikanische Soziologin Nancy Chodorow zitiert in ihrem Buch »Das Erbe der Mütter« Arbeiten von Robert Fließ, in denen er erstaunt feststellt, dass psychotische und neurotische Mütter ihre Krankheit vorwiegend auf die Töchter übertragen.[10] Gemeinsames Kennzeichen dieser Mütter war es, dass sie in der Phase, in der die Töchter ihre volle Zuwendung benötigt hätten, sich nicht einfühlsam genug um sie kümmerten. Sie verhielten sich, wie Chodorow schreibt, »asymbiotisch«. Als ihre Töchter jedoch in das Alter kamen, in dem Kinder anfangen, sich von der Mutter abzulösen und eine eigene Identität zu entwickeln, wurden die Mütter »hypersymbiotisch«. »Nachdem sie zunächst ihren Töchtern die Stabilität und Sicherheit einer vertrauensvollen frühen Symbiose verwehrt hatten, verhinderten sie nun jeglichen Spielraum für Separatheit oder Individuation«, fasst Chodorow die Ergebnisse von Fließ zusammen.

Die Folge: Auch die Töchter entwickelten neurotische Symptome bis hin zu schweren Ich- und Körperstörungen.

Ähnliches berichtet auch die Therapeutin Enid Balint aus ihrer therapeutischen Praxis: Die Mütter glauben – aufgrund der gleichen Geschlechtszugehörigkeit – die Bedürfnisse ihrer Töchter zu kennen; doch in vielen Fällen projizieren sie nur ihre eigenen Bedürfnisse auf die Tochter und erwarten von ihr, dass sie nach diesen (und nicht nach ihren eigenen Bedürfnissen) lebt. Balint schildert diese besondere Interaktion zwischen Mutter und Tochter an einem Fall aus ihrer Praxis:

Sarahs Mutter war gegenüber jeglicher Kommunikation, die von dem Bild abwich, das sie von ihrer Tochter hatte, unzugänglich. Als Folge davon konnte Sarah die Kommunikation ihrer Mutter nicht verstehen und hatte das Gefühl, dass ihre Mutter sie nie so sah, wie sie wirklich war; keine fand ein Echo in der anderen; folglich konnte sich zwischen der Heranwachsenden und ihrer Umgebung nur eine unechte Interaktion entwickeln.[11]

Auch die Autorin Signe Hammer stieß in ihren Interviews mit über fünfundsiebzig Müttern, Töchtern und Großmüttern immer wieder auf das Phänomen, dass Töchter sich nur mit großen Schwierigkeiten eine eigene, von der Mutter unabhängige Identität aufbauen können:

Auf einem gewissen Stand verharren Mütter und Töchter leicht in einer gefühlsmäßigen Bindung, die man als semisymbiotische Beziehung charakterisieren könnte, in der keine von beiden sich oder eine andere als wirklich eigenständige Person sieht.[12]

Söhne dagegen haben diese Schwierigkeiten seltener. Sie sind so offensichtlich »anders«, dass es Müttern leichter zu fallen scheint, ihre Autonomiebestrebungen nicht zu unterbinden.

Alle Autoren und Autorinnen sind weit davon entfernt, den Müttern die Schuld an diesen besonderen Beziehungsstrukturen zu geben. Vielmehr weisen sie darauf hin, dass die Mütter oft selbst keine eigene Identität entwickeln konnten, dass sie sich selbst leer und depressiv fühlen. Wichtig ist jedoch zu erkennen, dass Mütter, die für sich kein stabiles Selbst entwickeln konnten, die Autonomie ihrer Töchter eher behindern als fördern. Das hat nicht nur Auswirkungen auf die späteren Liebesbeziehungen der Töchter, die im Zusammenleben mit einem Mann jene Geborgenheit und Sicherheit zu finden hoffen, die ihnen in frühen Jahren von der Mutter verweigert worden waren, sondern eben auch auf die Ausbildung einer Depression.

Obwohl inzwischen Einigkeit darüber besteht, dass eine Depression selten auf nur eine einzige Ursache zurückgeführt werden kann, sondern vielmehr mehrere Faktoren zusammenwirken, stehen bei der Diskussion um die Häufigkeit der weiblichen Depression immer noch biologische Ursachen im Vordergrund. Steckt dahinter das Klischee von der angeblich schwächeren Natur der Frauen? Auf jeden Fall hat diese Betrachtungsweise Einfluss darauf, welche Behandlung depressive Frauen erhalten. So ist es traurige Tatsache, dass Ärzte bei Frauen häufiger als bei Männern die Diagnose »nervöse Erschöpfung«, »vegetative Dystonie« oder »Angstzustände« stellen. Kommen Frauen in die Arztpraxis, weil sie unter ständiger Müdigkeit, Rücken-, Kopfschmerzen oder Erschöpfungsanzeichen leiden, dann ist für viele Mediziner die Sache klar: Alles psychisch – und dagegen gibt es »Mother's little helpers«, die bunten Pillen für die Psyche. Tranquilizer, Neuroleptika und Antidepressiva werden Frauen im Durchschnitt 30 Prozent häufiger als Männern verordnet. Nach ihren Lebensumständen wird nicht gefragt und oft auch nicht danach, ob Frauen von den verschriebenen Medikamenten nicht erst wirklich krank werden. Viele dieser Medikamente können abhängig machen, und vor allem: Sie ändern nichts an den wirklichen Ursachen der Beschwerden. Doch die interessieren ja so lange nicht, wie man von biologischen oder konstitutionellen Faktoren ausgeht.

Gerade für Frauen ist es also wichtig, den Wurzeln ihrer Depression auf die Spur zu kommen und den Diagnosen und Behandlungsvorschlägen der Ärzte mit größter Vorsicht zu begegnen.

»Depression ist Depression. Da gibt es keine Unterschiede« oder: Warum werden Menschen depressiv?

Bereits im Jahre 1621 beschrieb der Geistliche und Gelehrte Robert Burton in seinem Lebenswerk »Die Anatomie der Melancholie« drei Formen dieser Krankheit und verwies darauf, dass »diese Dreiereinteilung auch die Zustimmung des Hippokrates wie der meisten Modernen« findet. In seinem »Dreierschema« unterscheidet er die »Kopfmelancholie«, die »vom Hirn ausgelöst« wird, die Melancholie, die den ganzen Körper betrifft und deren Ursache die aus dem Gleichgewicht geratene »schwarze Galle« ist, und eine dritte Form, die »hypochondrische« oder »blähende« Melancholie, die von den Eingeweiden herrührt. »Darüber hinaus«, so Burton weiter, »tritt die Melancholie gern zusammen mit anderen Krankheiten auf, wobei dann auch größere Berufserfahrung nicht vor Irrtümern schützt.«[1]

Auch bis vor kurzem wurden im Wesentlichen drei Depressionsformen unterschieden, die der Burtonschen Einteilung gar nicht so unähnlich waren: die somatogene, die endogen-psychotische und die psychoreaktiv-neurotische Depression. Heute gilt diese Einteilung als überholt. Die strikte Trennung zwischen endogen verursacht (kein äußeres Ereignis kann als Depressionsauslöser festgestellt werden) und neurotisch (ein bestimmtes Ereignis, zum Beispiel die Trennung vom Partner, hat die depressive Erkrankung ausgelöst) ist aufgrund neuer wissenschaftlicher Erkenntnisse nicht mehr haltbar. Je größer die Fortschritte der Depressionsforschung wurden, desto klarer wurde auch, dass keine Depressionsform als ausschließlich »endogen« (ererbt, genetisch bedingt) oder ausschließlich neurotisch (äußerer Auslöser oder Ursache in der frühen Kindheit) bezeichnet werden konnte. Forscher und Therapeuten halten eine Einteilung nach Anzahl und der Stärke der Symptome für sinnvoller.[2]

1. Die Major Depression (bipolar oder unipolar)
Eine »Major Depression« liegt vor, wenn mindestens fünf der folgenden Symptome diagnostiziert werden können:
- Depressive Verstimmung an fast jedem Tag;
- vermindertes Interesse und die Unfähigkeit, sich zu freuen;
- deutlicher Gewichtsverlust oder deutliche Gewichtszunahme;
- Schlaflosigkeit oder vermehrtes Schlafbedürfnis;
- psychomotorische Unruhe oder Hemmung;
- Müdigkeit oder Energieverlust;
- verminderte Denkfähigkeit und Konzentrationsschwierigkeiten;
- Todesgedanken, Suizidideen, Suizidversuche.

20 Prozent aller Depressiven leiden schätzungsweise an einer »Major Depression«, die bipolar oder unipolar verlaufen kann. Das heißt, manische Phasen wechseln sich mit depressiven ab (bipolar), oder der Patient erleidet ausschließlich depressive Phasen (unipolar). In einer manischen Phase sind die Erkrankten in auffallend gehobener Stimmung, schlafen nur sehr wenig oder gar nicht und verhalten sich nicht selten selbstschädigend. Da werden dann auf Kredit größere Anschaffungen getätigt, Jobs gekündigt, Scheidungen eingereicht und mal eben Flugtickets gekauft, um in einer anderen Stadt Kaffee trinken zu können. Schlagzeilen machte beispielsweise der Selbstmord Peter Gürtlers, Chef des

weltberühmten Wiener Hotels Sacher, der als manisch-depressiv galt. In einer manischen Phase hatte er die Wiener Gesellschaft mit der Ankündigung verblüfft, er wolle der nächste österreichische Bundespräsident werden. Auf Gehalt würde er verzichten, denn Geld hätte er schließlich genug. Klingt die manische Phase ab, stürzt der Kranke in ein schwarzes Loch. Die Euphorie wird von Antriebsarmut, Lethargie abgelöst. In einer solchen depressiven Phase hat Peter Gürtler sich erschossen.

Wie extrem die Gefühle in den einzelnen Phasen sind und wie beängstigend unterschiedlich, beschreibt eine betroffene Frau:

»Es ist eine besondere Art von Schmerz, Freude, Einsamkeit und Terror, die man in dieser Krankheit durchleidet. Wenn man ›high‹ ist, dann ist es schrecklich aufregend. Die Ideen und Gefühle stürmen geradezu auf einen ein, und man ist ganz damit beschäftigt, ihnen nachzugehen, bis man eine noch bessere Idee hat. Man kennt keine Schüchternheit mehr, plötzlich findet man die richtigen Worte und Gesten, man spürt, dass man andere beeinflussen und verführen kann. Selbst uninteressanten Menschen kann man plötzlich etwas abgewinnen. Man fühlt sich leicht, mächtig, euphorisch und finanziell ungeheuer potent. Doch irgendwann ändert sich das. Die guten Ideen sind plötzlich zu viel, sie stürmen jetzt viel zu schnell auf einen ein; wo vorher Klarheit war, herrscht nun Durcheinander. Man verliert das Gedächtnis und den Humor – man ist irritierbar, ängstlich, verschreckt, alles gerät außer Kontrolle, man ist in den dunkelsten Kammern seiner Psyche gefangen. Man denkt, dass es nie wieder enden wird. Die Verrücktheit schafft ihre eigene Realität ... Welches dieser Gefühle ist real? Was bin ich? Bin ich das wilde, impulsive, chaotische, energiegeladene und verrückte Etwas? Oder das scheue, zurückgezogene, verzweifelte, selbstmörderische, verdammte und müde Wesen?«[3]

Die »Major Depression« verläuft zu 75 Prozent unipolar, es kommen also keine manischen Phasen vor. Es ist auch nicht immer der Fall, dass bei bipolaren Formen auf eine depressive Phase immer eine manische folgt (oder umgekehrt). Vielmehr sind die depressiven Phasen sehr viel häufiger als die manischen.

2. Dysthymia oder neurotische Depression
Anders als die Major Depression ist die Dysthymia eine leichtere Form der Depression. Ihr Hauptmerkmal ist eine chronisch depressive Verstimmung, die seit mindestens zwei Jahren besteht. Weitere Merkmale sind ein schwaches Selbstwertgefühl, Perfektionismus, übersteigerter Wunsch nach Anerkennung, Schwierigkeit, sich von anderen abgrenzen, »nein« sagen zu können, Neigung zu Schuldgefühlen, Angst vor Trennung. Die Wurzeln dieser Depressionsform werden in Kindheit und Jugend vermutet, weshalb auch von der »Depressiven Persönlichkeitsstörung« gesprochen wird. Die starke Zunahme der depressiven Erkrankungen geht in erster Linie auf das Konto dieser Depressionsform.

3. Reaktive Depression
Hier kann ganz eindeutig ein Auslöser identifiziert werden: Tod eines nahe stehenden Menschen, Trennung vom Partner, Auszug der Kinder aus dem Elternhaus, Arbeitsplatzverlust. Kritische Lebensereignisse wie diese können eine depressive Reaktion auslösen, die in vielen Fällen nach einigen Wochen vorbei sein kann.

4. Symptomatische Depression
Diese Depressionsform entspricht der »alten« somatogenen Depression. Schätzungsweise 10 Prozent fallen in diese Kategorie. Chronische Schmerzen, Herzerkrankungen, Virusinfektionen, Diabetes, Krebs, Schilddrüsenfehlfunktionen, Schlaganfall, Nebennierenerkran-

kungen, rheumatische Erkrankungen sind häufig von Depressionen begleitet, ebenso können Depressionssymptome vor Ausbruch der Parkinsonschen Krankheit oder AIDS auftreten oder auch erst nach Abklingen einer körperlichen Erkrankung wie zum Beispiel Hepatitis (Gelbsucht). Ein Sonderfall der somatogenen Depression ist die *pharmakogene Depression,* die durch bestimmte Medikamente hervorgerufen wird. Dazu können paradoxerweise auch Antidepressiva gehören (vor allem Neuroleptika), ebenso Tranquilizer, Mittel gegen die Parkinsonsche Krankheit, Antibiotika, Cortison und andere. Im Einzelfall sollte daher immer zunächst abgeklärt werden, ob eine depressionsauslösende Erkrankung vorliegt oder Medikamente eingenommen werden, deren Depressionspotential bekannt ist. Denn bei einer somatogenen Depression helfen weder Antidepressiva noch Psychotherapie, behandelt werden muss vielmehr die zugrunde liegende körperliche Erkrankung. Viele Erkrankte werden oft erfolglos über Jahre hinweg medikamentös oder auch psychotherapeutisch gegen Depressionen behandelt, weil eine gründliche körperliche oder neurologische Untersuchung versäumt worden ist.

5. Die Winterdepression (Seasonal Affective Disorder, SAD)

Wenn die Tage kürzer werden, beginnt für manche Menschen das Leiden. Sie fühlen sich niedergeschlagen, ziehen sich von anderen zurück, haben zu nichts mehr Lust und würden am liebsten Winterschlaf halten. Zudem verspüren sie häufig Heißhunger auf Süßes und kohlenhydrathaltige Nahrung. Im Frühjahr verbessert sich die Situation der Winterdepressionen meist schlagartig. (Siehe auch S. 45, 68.)

Dass Lichtmangel ein wesentlicher Auslöser für die Winterdepression ist, zeigt ihre unterschiedliche Verteilung in sonnenreichen und sonnenarmen Ländern: Während in Alaska 20 Prozent der Bevölkerung unter Winterdepressionen leiden, sind in Florida nur 2,6 Prozent betroffen.[4]

Die Biologie der Depression

Nur bei der bipolaren Major Depression mit manisch-depressiven Phasen gehen Depressionsforscher von einem Erbfaktor aus. Als Anhaltspunkt dafür gelten Untersuchungsergebnisse, nach denen ein Mensch um so wahrscheinlicher depressiv erkrankt, wenn diese Krankheit bereits in der Familie vorkommt. Das Erkrankungsrisiko liegt dann bei zehn bis 20 Prozent. Auch Zwillingsstudien verweisen auf einen Vererbungsfaktor. Wenn ein eineiiger Zwilling manisch–depressiv erkrankt, dann erkrankt auch der andere Zwilling mit etwa 50- bis 70-prozentiger Wahrscheinlichkeit. Bei zweieiigen Zwillingen liegt das Risiko nur bei zehn bis 20 Prozent. Die Tatsache, dass bei identischer Gen-Ausstattung nicht immer beide Geschwister erkranken, lässt allerdings den Schluss zu, dass neben genetischen Aspekten auch Umwelteinflüsse wirksam sein müssen.[5]

Ein besonders geeignetes Forschungsobjekt waren für die Anhänger der »Vererbungsthese« die so genannten Amish-People in Pennsylvania. Diese Volksgruppe lebte über einen Zeitraum von 30 Jahren völlig abgeschlossen von anderen und streng nach den Regeln ihrer Vorfahren. Alle Mitglieder dieser Gruppe können seit dem frühen 18. Jahrhundert ausnahmslos auf eine geradlinige Abstammung von ihren 20 bis 30 »Gründungspaaren« zurückblicken. Die Medizinsoziologin Janice Egeland von der Universität von Miami hat die Erbsubstanz von 81 Mitgliedern dieses Clans, von denen 19 bereits an der endogenen Depression erkrankt waren, genauer untersucht. Dabei stieß sie am elften Chromosom auf einen Defekt, der für die Entstehung der manisch-depressiven Erkrankung verantwortlich zu sein scheint. Mit hoher Wahrscheinlichkeit sind also Erbfaktoren für die Entstehung der bipolaren Depression verantwortlich – doch auch hier gilt: Mit letzter Sicherheit kann auch bei dieser – relativ seltenen – Depressionsform nicht von Vererbung gesprochen werden.

Die Wissenschaft versucht auf vielen Wegen, den Geheimnissen der Depression auf die Spur zu kommen und muss dazu oft genug Umwege gehen. Ende der fünfziger Jahre stellten Ärzte erschrocken fest, dass Reserpin, ein Mittel, das zur Therapie von Bluthochdruck eingesetzt wurde, die Patienten stark depressiv werden ließ. Als erstem ist dieser fatale Nebeneffekt dem Internisten Edward Freis aufgefallen, nachdem mehrere Patienten, denen er zur Senkung ihres Bluthochdruckes Reserpin verordnet hatte, Selbstmord begangen hatten. Vor der Behandlung mit Reserpin waren diese Patienten in keiner Weise als psychisch instabil aufgefallen. Diese Nebenwirkung des Reserpins löste intensive – vor allem tierexperimentelle – Forschungen aus.[6] Auch an Ratten konnte man die ruhig stellende Wirkung des Reserpin nun beobachten: Sie wurden dadurch träge. Reserpin, so fand man heraus, führt zu einem Mangel an den Neurotransmittern Noradrenalin und Serotonin, und diese Unterversorgung des Gehirns löst depressive Symptome aus.

Unser Nervensystem besteht aus ungefähr zehn Milliarden Neuronen, Zellen, die miteinander verbunden sind. Nervenimpulse werden von einem Neuron zum anderen durch einen Spaltraum, die Synapse, weitergeleitet. Um die Information weitergeben zu können, speichert jedes Neuron an seinem »Ausgang«, der Präsynapse, eine chemische Substanz, die für die Übertragung zuständig ist. Die Nachricht, der Nervenimpuls, wird dann vom gegenüberliegenden Neuron, von der Postsynapse, aufgenommen. Diese chemischen Substanzen sind so genannte Neurotransmitter, die sich in zwei Gruppen einteilen lassen: die Monoamine und die Katecholamine. Noradrenalin und Serotonin, jene Transmitter, die durch das Mittel Reserpin so stark reduziert werden, gehören zur Gruppe der Monoamine. (Um den Abbau dieser Monoamine zu verhindern, wurden Medikamente entwickelt, die in der Depressionstherapie als Monoaminoxidase (MAOH)-Hemmer bekannt sind; vgl. S. 99.)

Ausgehend von den unerwünschten Nebenwirkungen des Medikaments Reserpin wurde die Hypothese aufgestellt, dass Depression eine Folge von Noradrenalin- und Serotonin-Mangel ist. Heute sind sich die Depressionsforscher darin einig, dass diese Sichtweise zu verkürzt ist. Denn in der Zwischenzeit sind sehr viele »Mosaiksteine« zusammengetragen worden, die zwar immer noch kein klares Bild der Depressionsentstehung zeigen, die jedoch vermuten lassen, dass sehr viele körperliche Veränderungen mit einer Depression verbunden sind.

So hat sich beispielsweise eine Forschungsrichtung, die Chronobiologie, mit der Frage beschäftigt, warum der Schlaf von Depressiven in so typischer Weise gestört ist. Depressive schlafen schlecht ein, wachen häufig auf in der Nacht, schlafen unruhiger und sind frühmorgens bereits hellwach. Ergebnisse aus Schlaflaboruntersuchungen mit Depressiven zeigen, dass sie weniger tiefe Schlafphasen haben. Besonders auffällig ist, dass der so genannte »paradoxe Schlaf«, für den die schnellen Augenbewegungen typisch sind (REM-Schlaf, rapid eye movement), bei depressiven Menschen in typischer Weise verändert ist. Normalerweise treten diese REM-Phasen im Laufe einer Nacht mehrfach auf, dauern zwischen zehn und dreißig Minuten und wiederholen sich alle neunzig Minuten. Ein gesunder Mensch fällt zirka 50 Minuten nach dem Einschlafen in den paradoxen Schlaf, wobei diese Phasen im Laufe der Nacht immer häufiger und länger werden. Anders bei Depressiven. Sie haben im ersten Drittel der Nacht heftige REM-Phasen, die dann aber im letzten Drittel deutlich abnehmen.

Erklärt wird dieses Phänomen unter anderem mit einer Phasenbeschleunigung des 24-Stunden-Rhythmus, mit dem der REM-Schlaf verbunden ist. Wiederum wird angenommen, dass ein Neurotransmitter hierbei eine Rolle spielt, nämlich das Acetylcholin. Eine vermehrte Ausschüttung dieses Transmitters kann die Traumphase nach dem Einschlafen künstlich beschleunigen, wie Tierversuche zeigen. Injiziert man Tieren einen mit Acetylcholin verwandten Stoff, dann zeigen diese Schlafmuster, die denen Depressiver sehr ähneln.

Konsequenz dieser Forschungsergebnisse sind Behandlungsversuche mit Schlafentzug und Lichttherapie, die allerdings nur sehr kurzfristige Wirkung zeigen. Wird Depressiven der Schlaf vollständig oder teilweise für eine Nacht entzogen, fühlen sie sich am nächsten Tag sehr viel besser. Ein Effekt, der etwa ein bis zwei Tage anhält.

Ähnlich kurzfristig ist die Wirkung der Lichttherapie. Hier werden die Patienten über eine Woche lang morgens oder abends unter sehr helles Licht gesetzt (2500 Lux, zum Vergleich: eine Schreibtischlampe hat meist 100 Lux). Allerdings sprechen nur jene Menschen auf diese Art von Therapie an, bei denen eine so genannte »Winterdepression« (Seasonal Affective Disorder, SAD) diagnostiziert worden ist. Das heißt, die Depression nimmt in den Wintermonaten zu, während im Sommer eine Besserung eintritt. Wie im Kapitel »Das liegt an den Hormonen« gezeigt, scheinen vor allem Frauen unter Winterdepressionen zu leiden.

So plausibel und spannend die biologische Depressionsforschung auch ist – bislang sind noch viele Fragen offen. Auch die Wissenschaftler Ernst Hunziker und Guerino Mazzola glauben, dass die Hirnforschung nur »Bruchstücke zum Verständnis des Phänomens Depression beitragen« kann.[7] Denn immer noch gibt es zu viele »Ungereimtheiten«. Spezielle Medikamente können zwar sofort zu einer Erhöhung der Transmitter führen, die antidepressive Wirkung setzt jedoch erst nach sieben bis 14 Tagen ein. Andere Medikamente, wie auch die Droge Kokain, die ebenfalls den Aminspiegel erhöhen, haben keinerlei antidepressive Wirkungen. Und schließlich gibt es einen »dritten bedenkenswerten Einwand«, wie Hunziker und Mazzola meinen: Die besten Antidepressiva, die den Neurotransmittermangel ausgleichen sollen, konnten die Selbstmordrate bislang nicht senken. Immerhin wird jeder zweite Selbstmord von einem Depressiven verübt.

Andere Forscher, wie zum Beispiel Professor Florian Holsboer, Direktor des Klinischen Instituts am Max-Planck-Institut für Psychiatrie in München, beschäftigen sich mit der Rolle, die das *Hormonsystem* bei der Entstehung psychischer Erkrankungen spielt.[8]

Im menschlichen Körper gibt es mehr als 50 verschiedene Hormone mit ganz unterschiedlichen »Aufgaben«, und viele dieser Hormone kommen auch im Gehirn vor, wo sie Funktionen haben, die für das psychische Wohlbefinden von großer Bedeutung sind. Zwei Bereiche des Gehirns, der Hypothalamus und die Hypophyse, sind für die Hormonregulation in besonderer Weise verantwortlich. Beim gesunden Menschen funktioniert der Hormonhaushalt reibungslos, doch wenn nur ein Teil gestört wird, gerät das Hormon-Regelwerk aus dem Takt. Bei der Depression scheint ein besonderer Part dem Hormon Cortisol zuzukommen. Holsboers Forschungen zeigen, dass bei depressiven Patienten die

Freisetzung des Stresshormons Cortisol über lange Zeit hinweg deutlich erhöht ist, und zwar ohne dass ein äußerer Anlass zu erkennen wäre. Wenn die Depression abklingt, sinkt auch der Cortisolspiegel wieder.

»Schon seit gut 20 Jahren weiß man, dass schwere Depressionen mit einer Erhöhung der Stresshormone einhergehen«, erklärt Florian Holsboer.[9] In der »Münchner Vulnerabilitätsstudie« untersucht sein Team seit Jahren in klinischen Studien mit depressiven Patienten sowie mit Familien, in denen ein hohes genetisches Risiko für Depression vorliegt, die Veränderung von Stresshormonen. Fazit dieser Studien: Eine überschießende Aktivität der Stresshormone ist als Risikofaktor zu betrachten, der einen Menschen anfällig für die Krankheit Depression macht. Auch Forscher des »Niederländischen Instituts für Gehirnforschung« in Amsterdam verweisen auf die Bedeutung des Stresshormons Cortisol. »Stress und Depressionen stehen miteinander in Wechselbeziehung«, erklärt der niederländische Wissenschaftler Witte Hoogendijk.[10] Im Gehirn depressiver Menschen gibt es viermal so viele Zellen, die das Stresshormon Cortisol produzieren, als bei anderen Menschen. Während normalerweise eine erhöhte Cortisol-Konzentration im Blut dazu führt, dass das Gehirn die Produktion dieses Hormons bremst, ist dies bei depressiven Menschen nicht der Fall. »Bei ihnen ist das Stresszentrum hyperaktiv«, erklärt Hoogendijk. Daneben könne aber auch Stress von außen zu Depressionen führen, zum Beispiel der Verlust des Arbeitsplatzes.

Wie für die These vom Neurotransmittermangel gilt auch für das Stresshormon Kortisol: Es spielt eine Rolle bei der Entstehung von Depression, doch es kann nicht behauptet werden, dass es sie *verursacht*. Forscher wie Professor Florian Holsboer sind jedoch der festen Überzeugung, dass ohne eine genetische Belastung das Risiko, psychisch krank zu werden, sehr gering ist. Sie schließen nicht aus, dass auch Lebenskrisen oder andere äußere Einflüsse eine Rolle spielen, doch eben nur dann, wenn ein genetisches Risiko vorhanden ist. Wie anders wäre es zu erklären, fragen sie, dass nicht alle Menschen, die schwere Schicksalschläge erleiden, depressiv reagieren?

Die englischen Wissenschaftler Richard Petty und Tom Sensky verdeutlichen das Zusammenwirken der verschiedenen Faktoren mit einem Bild: Wenn man einmal gelernt hat, Fahrrad zu fahren, dann ist es sehr leicht, die Balance zu halten. Selbst bei stürmischem Wind kommt man nicht aus dem Gleichgewicht. Doch wenn ein Reifen platzt oder die Straße nass ist, dann nützt das ganze Können nichts – man stürzt. Normalerweise ist unser Gehirn auch »ausbalanciert«, und selbst wenn ein wichtiger Teil nicht mehr richtig funktioniert (ob Hormonregulierung oder Neurotransmitter-Ausschüttung), kann das unter Umständen von den anderen Hirnregionen ausgeglichen werden. Doch kommt dann noch ein äußeres Ereignis hinzu (der »geplatzte Reifen«), dann besteht die Gefahr, dass das ganze System zusammenbricht und eine Depression entsteht.[11]

Offen bleibt aber auch an diesem Beispiel, *wodurch* die ursprüngliche Balance gestört worden ist. Können nicht auch äußere Faktoren erst einen biochemischen Vorgang auslösen? Der französische Psychoanalytiker Daniel Widlöcher hält dies für durchaus möglich. »Man kann durch Umweltmanipulation eine depressive Reaktion hervorrufen, die einen zerebralen Zustand mit ... biochemischen Erscheinungen nach sich zieht ... So darf man mit einigem Recht annehmen, dass Menschen, die von einem besonders schmerzlichen Trauerfall betroffen sind, einige Stunden lang die gleichen biochemischen Anomalien aufweisen, wie sie sich in schweren depressiven Zuständen beobachten lassen. Man muss also davon ausgehen, dass die Einflüsse zwischen psychosozialen Ereignissen und Gehirnzustand in beiden Richtungen wirken und dass der Gehirnzustand von der Reaktion auf diese Ereignisse bestimmt wird, umgekehrt aber auch die Reaktion festlegt. Der biologische Mangel kann nicht einseitig als primäre Ursache der Depression verstanden werden.«[12] Vielmehr sollte von einer Wechselwirkung zwischen psychosozialen Belastungen und neurophysiologischen Faktoren ausgegangen werden. Das bedeutet, so Widlöcher, dass man nicht alle Erklärungen der biologischen Forschung überlassen sollte.

Ähnlich argumentiert Jörg Aldenhoff, Professor für Psychiatrie an der Universität Kiel. Er favorisiert ein ganzheitliches Modell der Depressionsentstehung: Menschen werden danach depressiv, wenn sie in der frühen Kindheit »biologische Narben« im Gehirn erwerben.[13] Diese »Narben« können entstehen durch fehlende Bezugspersonen, schwere Krankheiten oder auch eine ererbte Veranlagung, auf Stress übermäßig zu reagieren. Im Erwachsenenalter können diese »Narben« dann durch kritische Lebensereignisse (Tod einer nahe stehenden Person, Krankheiten, Einsamkeit) wieder aufbrechen, die entsprechenden hormonellen oder neurobiologischen Grundlagen werden wieder aktiviert. Nach diesem Modell werden sehr früh schon die Weichen für eine spätere depressive Entwickung gelegt. Ob es wirklich dazu kommt, entscheiden dann die jeweiligen Lebensumstände.

Psyche, Umwelt und Depression

Von den Depressionsformen »Dysthemia« oder »reaktive Depression« sind die meisten Erkrankten betroffen; ihr Anteil an den Gesamterkrankungen wird auf zirka 70 Prozent geschätzt. Und diese Depressionsform ist auch gemeint, wenn von der »Krankheit der Epoche« oder der erschreckenden Zunahme der Depressionen die Rede ist. Ältere Bezeichnungen für diese Depressionsart sind »Erschöpfungsdepression«, »psychogene Depression«, »narzisstische Depression«. Ausgelöst kann sie werden durch ein einmaliges belastendes Ereignis (wie den Tod eines nahe stehenden Menschen, Trennung, Arbeitsplatzverlust oder Ähnliches), durch eine permanente Stresssituation (aufopfernde Pflege eines kranken Familienmitgliedes, Leben mit einem alkoholkranken Partner) oder durch bestimmte Erfahrungen, die man in der Kindheit machen musste.

Unmittelbar einleuchtend erscheint die Annahme, dass *kritische Lebensereignisse* wie Scheidung, Unfälle, Tod eines nahe stehenden Menschen zu Depressionen führen können. Eine ganze Forschungsrichtung, die Lebens-Ereignis-Forschung, hat sich mit dieser Thematik beschäftigt und immer wieder nachweisen können, dass einer depressiven Erkrankung häufig äußerst negative Erlebnisse vorausgehen.[14] Meistens handelt es sich dabei um Verlust- und Trennungserlebnisse, wobei Frauen und Männer unterschiedliche Lebenskrisen angeben. Bei Frauen sind es vor allem Liebeskonflikte, Eheprobleme, Untreue oder Alkoholismus des Partners sowie Vereinsamung, Isolierung, Entwurzelung und Scheidung. Bei Männern dagegen stehen als Auslöser an oberster Stelle die gefühlsmäßige Überforderung durch die Arbeit, ein schlechtes Arbeitsklima oder der Verlust des Arbeitsplatzes. In verschiedenen Studien konnte nachgewiesen werden, dass arbeitslose Männer, aber auch arbeitslose Jugendliche deutliche Depressionssymptome zeigen. Sie verhalten sich selbstschädigend, indem sie zu viel Alkohol oder andere Drogen konsumieren, sie leiden unter Schlafstörungen und Ängsten –

Symptomen, die sofort verschwinden, sobald der Betreffende Arbeit gefunden hat.[15]

Die erste wichtige Studie zum Thema Lebensereignisse wurde in den siebziger Jahren von den Londoner Wissenschaftlern George W. Brown und Tirril Harris durchgeführt.[16] Sie untersuchten etwa 100 Frauen, die an Depression erkrankt waren und verglichen sie mit einer Gruppe gesunder Frauen. Die meisten der depressiven Frauen berichteten von belastenden Erlebnissen, die sie einige Wochen vor der Erkrankung durchmachen mussten. Doch es war nicht das Ereignis an sich, das ihr Risiko erhöhte, wie die beiden Forscher feststellten, sondern es musste eine gewisse »Verletzbarkeit« hinzukommen. Es erkrankten nach einem kritischen Lebensereignis vor allem jene Frauen, die keine tragfähige Partnerschaft hatten, drei oder mehr Kinder unter 14 Jahren versorgen mussten, nicht berufstätig waren und von ihrer Mutter vor ihrem elften Lebensjahr getrennt worden waren.

Nachfolgende Untersuchungen bestätigten dann immer wieder: Nicht das Lebensereignis an sich erhöht das Depressionsrisiko, sondern die Art, wie diese Ereignisse *bewertet* werden, und das Ausmaß der *sozialen Unterstützung,* die die Betroffenen in diesen Krisenzeiten erfahren.

Wer geringe Einflussmöglichkeiten hat und wenig Anerkennung und Zuneigung von seinen Mitmenschen bekommt, bewertet auch »Schicksalsschläge« negativer. »Wenn wir also wissen wollen, ob Ereignisse im Leben mit einer Erkrankung zusammenhängen, müssen wir herausfinden, wie die Menschen diese Erfahrungen einschätzen und wie sie damit fertig werden«, meint der Sozialwissenschaftler Blair Justice[17]. Wer zum Beispiel die Möglichkeit hat, mit anderen Menschen über seine Gefühle und Erfahrungen zu reden, verringert allein dadurch die Gefahr, psychisch zu erkranken.

Der amerikanische Psychologe James Pennebaker hat in einer Reihe von Studien diesen Zusammenhang belegt. Immer wieder konnte er feststellen, dass Menschen, die über lange Zeit hinweg über äußerst negative Belastungen nicht sprechen können, für psychische aber auch für körperliche Krankheiten anfälliger sind.[18] Und hier gibt es wiederum eine Verbindung zu den biochemischen Vorgängen im Körper: Die Art, wie wir kritische Lebensereignisse bewältigen, ob wir darüber sprechen können und Unterstützung bekommen, hat Auswirkungen darauf, wie stark die biochemischen Veränderungen im Körper sind. Wenn wir von einem Ereignis nicht völlig in unseren Grundfesten erschüttert und damit allein gelassen werden, dann sind auch die körperlichen Reaktionen – also vor allem die Veränderungen in den Neurotransmittern – nicht so drastisch, dass sie uns gefährlich werden könnten. »Wenn Menschen nur wenig über ihr Leben bestimmen können, oder wenn die Umstände ihren Grundbedürfnissen nach Liebe und Bindung entgegenstehen, sind sie anfälliger für Krankheiten. Weil sie geringere Einflussmöglichkeiten haben und weniger Unterstützung erfahren, bewerten sie die Ereignisse in ihrem Leben negativer. Langfristig werden das sympathische System des Nebennierenmarks und Hypothalamus, Hypophyse und Nebennierenrinde stärker gereizt«, schreibt Blaire Justice[19]. Und diese »Reizung« hat wiederum einen Einfluss auf die Hormonregulierung.

Hier wird bereits deutlich, dass nicht die biochemischen Veränderungen in der Folge einer Depression als alleinige Ursache betrachtet werden können, sondern dass Wechselwirkungen zwischen vielen Faktoren bestehen.

Neben der sozialen Unterstützung ist noch ein weiterer Faktor von Einfluss, wenn es darum geht, wie bestimmte Ereignisse bewertet werden und ob sie zu einer depressiven Erkrankung führen können: Hilflosigkeit und das Gefühl, keine Kontrolle über das eigene Leben zu haben. Die Theorie von der »erlernten Hilflosigkeit« geht auf den Psychologen Martin E. P. Seligman zurück, der sie ausgehend von Tierversuchen entwickelt hat.[20] In diesen Experimenten wurden Hunde mit leicht schmerzhaften Elektroschocks traktiert und gleichzeitig daran gehindert, diesen negativen Reizen auszuweichen. In nachfolgenden Versuchen gab man ihnen die Möglichkeit, den Schocks zu entkommen – doch die Tiere verharrten wie in den vorhergehenden Versuchsdurchgängen in der für sie unangenehmen Situation. Sie hatten ihre Erfahrung aus den ersten Versuchen verallgemeinert und gelernt, dass sie nicht ausweichen konnten. Seligman hat diese Beobachtung auf den Menschen übertragen und in einer Reihe von Studien bestätigen können. Danach reagieren Menschen dann hilflos, wenn sie keine Kontrolle über ein negatives Ereignis ausüben können.

Wenn sie häufiger diese Erfahrung machen müssen, verhalten sie sich ganz automatisch in allen Situationen, in denen sie glauben, keinen Einfluss zu haben, in gleicher, hilfloser Weise. Dabei sehen sie gar nicht mehr, ob die Situation nicht doch zu kontrollieren wäre. Seligman konnte nachweisen, dass diese Hilflosigkeit, die er bei Tieren und Menschen beobachten konnte, durchaus mit der Depression zu vergleichen ist:[21]

- Menschen, die man unkontrollierbarem Lärm ausgesetzt oder vor unlösbare Aufgaben gestellt hatte, berichteten, dass sie in depressive Stimmung geraten waren.
- Tiere, die unvermeidliche Schocks erhalten hatten, verloren das Interesse an ihren üblichen Aktivitäten.
- Tiere, die unvermeidliche Schocks erhalten hatten, verloren den Appetit.

- Hilflose Tiere litten an Schlaflosigkeit und erwachten sehr früh, wie das auch bei deprimierten Menschen der Fall ist.
- Hilflose Menschen und Tiere hatten verlangsamte psychomotorische Reaktionen und verloren ihre Energie.
- Hilflose Menschen begründeten ihre Misserfolge beim Problemlösen mit einem Mangel an Begabung und mit Wertlosigkeit.
- Hilflose Menschen dachten nicht sehr klar und waren unaufmerksam.

Was Martin Seligman im Experiment beobachten konnte, hat der amerikanische Psychiater und Psychoanalytiker Aaron T. Beck in seiner therapeutischen Arbeit mit depressiven Menschen bestätigt. Ihm fiel auf, dass diese Patienten die Tendenz haben, Ereignisse in ihrem Leben global und undifferenziert zu beurteilen, und zwar immer negativ und zu ihrem Nachteil. Während nicht depressive Menschen »immer noch das Interesse am Leben bewahren und andere nicht-traumatische Aspekte des Lebens realistisch einschätzen ... verengt sich das Denken des Menschen, der zur Depression neigt, deutlich, und er entwickelt negative Vorstellungen von allen Aspekten seines Lebens«, schreibt Beck[22]. Kennzeichen der besonderen kognitiven Struktur Depressiver sind:

- Alle Erfahrungen werden negativ beurteilt, selbst dann, wenn sie objektiv positiv sind.
- Ein negatives Selbstbild: Typische Denkmuster sind »Nichts gelingt mir«, »Ich tauge nichts«, »Ich bin ein Versager«. Gelingt dann doch einmal etwas, wird der Erfolg nicht dem eigenen Können, sondern dem »Glück« oder »Zufall« zugeschrieben. Negative Erfahrungen schreiben sich Depressive immer selbst zu, positive Erfahrungen schreiben sie anderen Menschen oder den Umständen zu.

– Negative Zukunftserwartungen: Ein depressiver Mensch kann sich nicht vorstellen, dass einmal auch »bessere Zeiten« kommen könnten. Für alles, was er tun wird, erwartet er bereits von vornherein einen Misserfolg. Kein Wunder, dass er in seinen Handlungen gehemmt ist und in Lethargie und Apathie verfällt. Das Gefühl »doch nichts beeinflussen zu können« führt zu der Einstellung: »Am besten, ich tue gar nichts, denn es hat ja doch keinen Sinn.«

Die kognitive Theorie der Depression geht davon aus, dass diese Denkstrukturen sich durch frühe Erfahrungen gebildet haben, die zu »Denkschemata« werden. Diese Schemata verändern sich normalerweise mit dem Alter und der Lebenserfahrung, so dass die »primitiveren« Schemata der Kindheit durch reifere Denkstrukturen abgelöst werden. Nach Aaron Becks Theorie werden diese Kindheits-Denkmuster aber niemals ganz vergessen, und so kann es passieren, dass sie durch belastende Lebenserfahrungen wieder aktiviert werden.

Zum Beispiel kann ein Mensch auf eine Trennung mit schweren Depressionen reagieren, weil er als Kind von Vater oder Mutter verlassen worden ist und das aktuelle Verlassenwerden damit in Zusammenhang bringt. Sein Denkschema – »Alle verlassen mich, ich bin ganz allein auf der Welt« – wird durch die Trennung vom Partner wieder in Erinnerung gerufen.

Das »falsche Selbst«

Aber nicht nur die früh in der Kindheit erworbenen Denkschemata können im späteren Leben eine neurotische Depression auslösen. Die Art und Weise, wie ein kleines Kind die nahe Umwelt erlebt, wie es erzogen wird, spielt eine wesentliche Rolle dabei, ob es später als

Erwachsener selbstbewusst und frei von Depressionen leben kann. Erfährt es bedingungslose Liebe und Zuwendung, lernt es, anderen zu vertrauen, dann ist das die Basis, auf der es sich zu einem psychisch stabilen Menschen entwickeln kann. Leider sind viele Eltern nicht in der Lage, ihrem Kind diese positive Erziehungsatmosphäre zu schaffen. Oft mit eigenen Problemen zu sehr beschäftigt, haben sie keine Kraft, um die lebensnotwendigen Bedürfnisse ihres Kleinkindes zu erfüllen. Und nicht selten betrachten sie ihren Nachwuchs als Besitz, als eine Erweiterung ihrer selbst, der dazu da ist, die Bedürfnisse der Eltern zu befriedigen. Erziehung dient diesen Eltern dazu, das Kind an ihre Vorstellungen anzupassen. Die Bedürfnisse des Kindes, die in der Fachsprache »narzisstisch« genannt werden, bleiben auf der Strecke: Es erfährt keine Achtung, kein Verständnis, keine bedingungslose Zuwendung. Stattdessen lernt es sehr früh zu erkennen, was Mutter oder Vater von ihm erwarten: Wenn es ein angepasstes, braves Kind ist, ständig verfügbar und einfühlsam, dann muss es keine Angst haben, verlassen zu werden. Gefühle wie Wut oder Aggression sind dagegen viel zu gefährlich, sie könnten dazu führen, plötzlich ganz allein gelassen zu werden. Eine folgenschwere Reaktion, wie die Autorin Alice Miller, die früher als Psychoanalytikerin praktizierte, schreibt:

Man kann in den ersten zwei Jahren unendlich viel mit dem Kind machen, es biegen, über es verfügen, ihm gute Gewohnheiten beibringen, es züchtigen und strafen, ohne dass dem Erzieher etwas passiert, ohne dass das Kind sich rächt. Das Kind wird nur dann das ihm zugefügte Unrecht ohne schwerwiegende Folgen überwinden, wenn es sich wehren, d. h. wenn es seinen Schmerz und Zorn artikulieren darf. Ist es ihm aber verwehrt, in seiner Weise zu reagieren, weil die Eltern seine Reaktionen (sein

Schreien, die Trauer, die Wut) nicht ertragen können und sie ihm mit Hilfe von Blicken oder anderen Erziehungsmaßnahmen verbieten, dann wird das Kind lernen, stumm zu sein ... Mussten adäquate Reaktionen auf erlittene Kränkungen, Demütigungen und Vergewaltigungen im weitesten Sinn ausbleiben, dann können diese Erlebnisse nicht in die Persönlichkeit integriert werden, die Gefühle bleiben unterdrückt, und das Bedürfnis, sie zu artikulieren, bleibt ungestillt, ohne Hoffnung auf Erfüllung. Es ist diese Hoffnungslosigkeit, ... die die meisten Menschen in schwere seelische Not bringt.[23]

Ein Kind, das gelernt hat, eigene Gefühle zu verleugnen, kann kein gesundes Selbstwertgefühl entwickeln. Denn dazu muss es in der Gewissheit aufwachsen können: »Ich bin wer«, Vertrauen in die eigenen körperlichen und geistigen Kräfte gewinnen und überzeugt sein, dass es von anderen Menschen vorbehaltlos geliebt wird. Die Erkenntnis, dass dies nicht der Fall ist, ist sehr schmerzhaft, und um diesen Schmerz nicht ständig spüren zu müssen, verdrängt es die eigenen Bedürfnisse. Kinderpsychologen und -psychiater konnten diesen Prozess bereits bei Kleinkindern im Alter zwischen sechs Monaten und drei Jahren beobachten. So zum Beispiel John Bowlby, der bei kleinen Kindern, die von ihrer Mutter getrennt wurden, drei typische Phasen beschrieb. In der ersten Phase protestieren die Kinder, in der zweiten steigert sich der Protest zur Verzweiflung – die Kinder schreien, weinen und lehnen jeden Kontakt zu anderen Menschen ab –, und in der dritten Phase werden sie plötzlich ganz ruhig. Apathisch und gleichgültig scheinen sich die Kinder nun mit ihrer Situation abgefunden zu haben. Weil dieses Verhalten Ähnlichkeit mit der Depression eines Erwachsenen hat, nannte Rene Spitz dieses Phänomen »anaklitische Depression«.[24]

Nicht alle Kinder reagieren auf Trennung mit einer derartigen Apathie – wichtig sind die Umstände der Trennung und die Zuwendung, die ein Kind in der Zeit der Trennung von anderen Menschen bekommt.

Reagieren kleine Kinder bereits in kürzester Zeit auf eine Trennung mit Rückzug und scheinbarer Gleichgültigkeit, was geht dann in einem Menschen vor, der über seine ganze Kindheit hinweg mit der Drohung leben muss, dass er – wenn er nicht ein »braves Kind« ist – die Liebe und Zuwendung der Eltern verliert? Auch er zieht sich zurück, auch er zeigt eine Fassade der Gleichgültigkeit und Ausgeglichenheit. Er legt sich ein »falsches Selbst« zu, wie der Analytiker D. W. Winnicott es nannte.[25] Das falsche Selbst tut, was von ihm verlangt wird, hat keine eigenen Bedürfnisse und Wünsche – und weiß auch gar nicht mehr, dass es jemals welche gehabt hat. Der Preis für diese Fassade ist hoch: Gefühle der Leere, Sinnlosigkeit, Heimatlosigkeit – und schließlich die Depression sind die Folge. Denn im Innersten weiß der Erwachsene, der immer ein »braves Kind« war, dass nicht er – sein richtiges Selbst – geliebt worden ist und wird, sondern das, was er vorgibt zu sein. Er kann noch so erfolgreich und stark nach außen hin wirken, er kann sich noch so sehr für andere aufopfern, das positive Bild, das er der Umwelt präsentiert, stimmt nicht mit seinen wirklichen Gefühlen überein, die zwar verdrängt – im Unterbewussten doch sehr lebendig bleiben.

Ein tragisches Beispiel für ein Leben mit dem »falschen Selbst« ist das Schicksal der Schriftstellerin Sylvia Plath, die sich mit 30 Jahren das Leben nahm. Bis kurz vor ihrem Selbstmord schrieb sie muntere Briefe an ihre Mutter, und auch in ihrem letzten Brief verbreitet sie trotz aller Belastung Optimismus. Keiner, vor allem nicht ihre Mutter, sollte merken, dass sie am Ende war. Wie Alice Miller aufzeigt, wäre es für Sylvia Plath unmöglich gewesen, gerade ihrer Mutter ihre Verzweiflung und Wut mitzuteilen. Denn wie so viele Depressive hatte auch Sylvia Plath verinnerlicht, dass die wahren Gefühle die Eltern verletzen und deshalb nicht gezeigt werden dürfen.

Der Erwachsene darf mit Gott, mit dem Schicksal, mit den Behörden, mit der Gesellschaft hadern, wenn man ihn betrügt, übergeht, ungerecht bestraft, überfordert, anlügt, aber das Kind darf mit seinen Göttern, den Eltern und Erziehern, nicht hadern. Es darf seine Frustrationen auf keinen Fall zum Ausdruck bringen, muss die Gefühlsreaktionen verdrängen oder verleugnen, die in ihm bis ins erwachsene Alter wuchern, um dort eine bereits transformierte Abfuhr zu erfahren. Die Formen dieser Abfuhr reichen von der Verfolgung der eigenen Kinder mit Hilfe der Erziehung über alle möglichen Grade psychischer Erkrankungen, über Sucht, Kriminalität bis zum Selbstmord.[26]

Sylvia Plath hat Selbstmord begangen, weil niemand da war, der sie so wollte, wie sie wirklich war, niemand, dem sie ihre wahren Gefühle hätte offenbaren können.

Mit Hilfe der verschiedensten Strategien gelingt es neurotisch Depressiven oftmals über lange Zeit hinweg, ihre Depression in Schach zu halten. Manchmal sind sie sich ihrer auch gar nicht bewusst. Doch auf Dauer ist die Fassade nicht aufrechtzuerhalten: Es müssen nicht immer schwere Schicksalsschläge sein, die die Depression voll ausbrechen lassen; manchmal sind es Krankheiten, kleine Kränkungen oder Alltagsschwierigkeiten, die das Fass zum Überlaufen bringen. Irgendwann ist der Kraftaufwand zu groß, um das »falsche Selbst« hinter einer Fassade von Lebenstüchtigkeit noch länger verstecken zu können.

Die Geschichte der 45-jährigen Elisabeth Heinrich zeigt sehr eindrucksvoll wie lange ein Mensch scheinbar gesund leben kann, bis eines Tages das ganze System zusammenbricht:

Bis zu jenem Donnerstag vor zwei Jahren verlief mein Leben ganz normal und bürgerlich. Mein Mann und ich hatten uns gemeinsam etwas aufgebaut, wie man so schön sagt. Wir hatten unter großen Entbehrungen ein Reihenhaus zusammengespart, zwei Kinder in die Welt gesetzt, die inzwischen fast schon erwachsen sind. Ich war der Motor des Ganzen. Ohne mich lief nichts. Wenn ich mich um nichts kümmerte, so glaubte ich, klappte nichts. Ich hielt mich für unentbehrlich und ich machte mich unentbehrlich. Sie sollten mich alle lieben. So ging das Jahrzehnte. Und es ging gut, bis zu diesem verdammten Donnerstag.

An diesem Tag fand sie einen Brief, der an ihren 19-jährigen Sohn adressiert war. Es war ein Liebesbrief – geschrieben von einem Mann. Mein Sohn, so wurde ihr schlagartig bewusst, ist homosexuell.

Welche Schande, welch ein Versagen. Ich fühlte mich sofort schuldig, ich wusste, ich hatte etwas falsch gemacht. Von nun an war nichts mehr wie vorher. Zunächst dachte ich, es ist der Schock, du musst damit fertig werden. Doch mein Zustand verschlechterte sich immer mehr. Anfangs weinte ich noch sehr oft, doch dann hatte ich irgendwann keine Tränen mehr. Es hörte eigentlich alles auf. Ich vernachlässigte meinen Haushalt, ich vernachlässigte mich. So einfache Verrichtungen wie Haare waschen oder Einkaufen wurden zu unüberwindbaren Hürden. Ich erinnere mich an einen Versuch, zum Bäcker um die Ecke zum Einkaufen zu gehen. Auf halbem Wege musste ich umkehren, denn meine Beine trugen mich nicht mehr. Mein Schlafzimmer wurde mein Refugium. Die Jalousien heruntergelassen, den Blick starr auf die Decke gerichtet, so konnte ich Stunden um Stunden verbringen.

Elisabeth Heinrichs Fall zeigt sehr deutlich den Unterschied zwischen einer normalen Trauerreaktion auf ein Ereignis und der Depression. Für Eltern ist es wohl immer ein Schock, wenn sie erfahren, dass sich ein Kind nicht nach ihren Vorstellungen entwickelt. Homosexualität gilt auch in unserer Gesellschaft leider oft immer noch als unakzeptable Abweichung von der Norm und löst bei Eltern daher verständlicherweise die extremsten Reaktionen aus. Doch Elisabeth Heinrich kann dieses Erlebnis nicht verarbeiten, sie wird depressiv. Die Erkenntnis »Mein Sohn ist homosexuell« bringt ihr sorgsam aufgebautes Kartenhaus zum Einsturz. Sie, die sich immer bemühte, alles richtig zu machen, fühlt sich nun als Versagerin.

In Wirklichkeit hat dieser »Schicksalsschlag«, wie sie es nennt, ihr deutlich gemacht, auf welch tönernen Füßen ihre so mühsam erarbeitete Idylle stand.

Manche Menschen kommen durchs Leben, ohne dass ihre Fassade mehr als nur feine Risse bekommt. Sie verspüren möglicherweise eine Grundstimmung, die ihr Leben in Grautöne taucht; aber sie müssen nie die Erfahrung machen, dass ihnen der Boden unter den Füßen weggezogen wird. Doch die meisten Menschen, die sich bereits als kleines Kind gezwungen sahen, der Welt ein »falsches Selbst« zu präsentieren, geraten irgendwann einmal an die Grenzen ihrer Kraft.

Wie dieses Kapitel zeigt, ist Depression nicht gleich Depression. Eine depressive Erkrankung kann sehr unterschiedliche Ausprägungen und Verläufe haben, sie kann eine einmalige Erfahrung sein oder zum Lebensbegleiter werden. Es ist also sehr schwierig, eine eindeutige Antwort auf die Frage »Was ist Depression, wodurch wird sie verursacht?« zu geben. Ist sie auf einen Mangel an bestimmten Neurotransmittern zurückzuführen? Ist sie eine Hormonstörung? Ist sie vererbt oder eine Reaktion auf kritische Lebensereignisse und Stress? Oder ist sie das Ergebnis unzureichender Zuwendung und Erziehung? Alles kann zutreffen – und nicht alle Faktoren müssen bei einer individuellen Erkrankung auch nachzuweisen sein. Vor allem ist eine wichtige Frage noch längst nicht geklärt und kann vielleicht auch überhaupt nicht geklärt werden: Sind die beobachtbaren und messbaren Veränderungen in der Biochemie des Gehirns und im Hormonhaushalt von Depressiven *Ursache* oder *Folge* der Depression? Ist vielleicht die Kindheitsgeschichte der Schlüssel zum Verständnis dieser Krankheit? Oder sind jene Forscher auf dem richtigen Weg, die die Lebenssituation und die soziale Unterstützung für ausschlaggebend dafür halten, wie Menschen mit den Nackenschlägen des Schicksals fertig werden?

Möglicherweise ist die Depression eine Art Puzzle: Man bekommt erst dann einen Gesamteindruck, wenn man so viele Einzelteile wie nur möglich richtig zusammensetzt. Die Praktiker, also jene, die depressive Menschen behandeln, haben dies längst erkannt: Sie fragen nicht mehr nach der Ursache der Depression, sondern integrieren die vorhandenen Erkenntnisse zu einem Behandlungskonzept, das den Bedürfnissen der Betroffenen gerecht werden soll. Sie kombinieren, wenn angebracht, Pharmakotherapie mit Psycho- und Soziotherapie und hüten sich davor, einen Teil aus dem großen Depressions-Puzzle zu favorisieren. Denn sie sind sich im Klaren darüber, dass das Rätsel dieser psychischen Krankheit noch längst nicht gelöst ist.

TEIL II: Depression – Gibt es überhaupt Hilfe?

»Nie wieder depressiv« oder: Wann ist eine Therapie erfolgreich?

Manche Menschen werden nur einmal in ihrem Leben depressiv, andere erleben die Depression als eine Art Grundgefühl, das einmal schwächer, einmal stärker ausgeprägt ist, und wieder andere werden in mehr oder weniger regelmäßigen Abständen von depressiven (oder auch manischen) Phasen heimgesucht. Allen ist wohl gemeinsam, dass sie sich ein Leben ohne diese Erfahrung wünschen und alles darum geben würden, niemals wieder in die Depression zu verfallen, gesund zu werden und auch zu bleiben. Diese Hoffnung ist für manche Erkrankte nicht unbegründet. Wer an einer neurotischen oder reaktiven Depression leidet und die richtige Behandlung erhält, kann unter Umständen ein beschwerdefreies Leben führen. Doch viele Betroffene – und vor allem jene, die an einer Major Depression erkrankt sind – müssen die Depression als Bestandteil ihres Lebens anerkennen. Das klingt hart und entmutigend, ist es aber nicht, wenn man unsere Vorstellungen von »Gesundheit« und »Krankheit« hinterfragt. Gesundheit, so glauben wir, ist ein völlig beschwerdefreier Zustand – und sogar die Weltgesundheitsorganisation bestärkt uns in diesem Glauben. Für sie ist Gesundheit ein »Zustand vollkommenen, psychischen und sozialen Wohlbefindens«[1]. Ein hoher Anspruch, der zugleich suggeriert, dass bei fehlender Gesundheit »etwas getan« werden muss und mit Hilfe von Ärzten, Therapeuten und Medikamenten auch getan werden kann. Unser Medizinsystem spart nicht mit einschlägigen, verführerischen Botschaften: Schmerzen müssen nicht ausgehalten werden, Krankheit ist »heilbar«. Und so gehen wir bei jedem

Unwohlsein zum Arzt, und in den meisten Fällen kommen wir aus seiner Sprechstunde mit einem Rezept heraus.

Als völlig abwegig erscheint da der Gedanke, dass es vollkommene, perfekte Gesundheit gar nicht geben kann, dass Krankheit in gewisser Weise zu unserem Leben gehören muss. Ein Gedanke, den unter anderen auch der Mediziner Andrew Weil vertritt.[2] Er hält »vollkommene Gesundheit in unserer relativen Welt (für) ausgeschlossen«, vielmehr, so meint er, bewegen wir uns ständig auf einem Kontinuum zwischen »relativer Krankheit« und »relativer Gesundheit«. Wer von sich behauptet, niemals krank gewesen zu sein, irrt sich. »Manche bemerken es nicht, bezeichnen es nicht als Krankheit oder lassen davon nicht ihren Tagesablauf beeinflussen, und vielleicht ist das eine gute Art, mit solchen Veränderungen umzugehen«, meint Weil.

Den meisten von uns geht diese »gute Art« jedoch ab; wir beobachten unsere körperliche und psychische Verfassung ständig und eilen sofort zu Experten, wenn uns etwas nicht in Ordnung erscheint. Wie unseren Wagen bringen wir unseren Körper »zur Reparatur« und hoffen, dass nach der »Wartung« wieder alles in Ordnung ist. So sprechen wir von »Heilung«, wo nur »behandelt« wird, und neigen dazu, die ärztlichen und psychotherapeutischen Experten als »Versager« anzusehen, wenn die erwarteten Wirkungen ausbleiben. Ist diese Haltung bei körperlichen Krankheiten schon gefährlich, bei psychischen Störungen, wie der Depression, hat sie fatale Auswirkungen. Während chronische Schmerzen, eine lang anhaltende Bronchitis, Bluthochdruck oder ähnliche Krankheiten noch einigermaßen toleriert werden und sich zum Beispiel Diabetiker damit abfinden, ständig auf Insulin und eine entsprechende Diät angewiesen zu sein, wird bei psychischen Problemen vollständige »Heilung« erwartet. Das Ziel »nie wieder depressiv«

verstellt den Blick auf die Möglichkeiten, die jeder Einzelne hat, um trotz seiner Depression ein erfülltes Leben führen zu können.

Damit dies gelingen kann, müssen Depressive zunächst akzeptieren, dass die Depressivität ein Teil von ihnen ist, dass sie diese Erfahrung nie wieder aus ihrem Leben tilgen können und dass sie damit rechnen müssen, immer wieder depressive Phasen bewältigen zu müssen. »Akzeptieren zu müssen, dass ich wieder erkranken kann, das war schon schlimm für mich«, erzählt die 45-jährige Geschäftsfrau Liane Lindner, die bereits zweimal stationär behandelt werden musste. Das erste Mal kam sie unfreiwillig, ihr Hausarzt war am Ende seines Mediziner-Lateins und wies sie in die Klinik ein. Das zweite Mal kam sie freiwillig in die Klinik, denn sie wusste: Hier bekomme ich Hilfe. Dennoch hat sie sich noch nicht ganz damit abgefunden, mit der Gefahr einer neuerlichen Erkrankung leben zu müssen und vielleicht ihr Leben lang auf Medikamente angewiesen zu sein. »Es ist natürlich mein Traum, eines Tages ohne auszukommen. Diesen Traum gebe ich auch nicht auf. Momentan jedoch muss ich akzeptieren, dass es so ist, und inzwischen gibt es mir auch etwas Sicherheit. Ich weiß, so schlimm, wie es einmal war, kann es mit mir nicht mehr werden. Wenn es mir mal wieder schlechter gehen sollte, dann bin ich nicht alleine. Ich weiß jetzt, wo ich Hilfe finde und was ich gegen meine Depression tun kann.«

Was unterscheidet diese Frau von einem Bluthochdruck-Kranken? Wie dieser muss sie mit ihrer Krankheit leben, wie dieser benötigt sie medikamentöse Unterstützung (was nicht bei jeder depressiven Erkrankung der Fall sein muss), und wie dieser muss sie akzeptieren, dass mal wieder ein »Zusammenbruch« kommen kann.

Der Unterschied liegt allein in unserer Haltung einer

psychischen Krankheit gegenüber, die im Vergleich zu einer körperlichen Erkrankung als sehr viel angstmachender erlebt wird. (Wobei immer noch übersehen wird, dass auch fast jede körperliche Erkrankung eine psychische Komponente hat.)

Für Depressionen wie für jede andere Krankheit gilt, was bereits Sigmund Freud formuliert hat: Ziel einer jeden Therapie ist nicht die vollständige Heilung, sondern als »gesund« gilt ein Mensch dann, wenn er liebes- und arbeitsfähig ist. Und das ist er, wenn er relativ beschwerdefrei leben kann, wenn er seine jeweilige Lebenssituation mit ihren oft unveränderbaren Belastungen bewältigt und wenn er eine positive Haltung sich selbst gegenüber – und damit auch der Depression gegenüber – entwickeln kann.

Auf diesem Hintergrund sollen nun die verschiedenen Behandlungsansätze, die sich bei depressiven Störungen bewährt haben, vorgestellt werden. Es sei an dieser Stelle noch einmal in Erinnerung gerufen, dass über die *Ursache* der Depression noch längst keine Klarheit besteht und dass es unterschiedlich schwere Ausprägungen dieser Krankheit gibt. Wenig sinnvoll wäre daher eine Diskussion um die *allein richtige* Behandlungsmethode oder die Abwertung einer Therapie als unwirksam oder sogar schädlich. Leider geschieht dies manchmal in Auseinandersetzungen zwischen Medizinern und Psychologen, die mit Kritik aneinander nicht sparen und sich jeweils als besonders kompetent für die Behandlung psychischer Störungen empfehlen. Die Frage aber, was bei Depressionen wirklich hilft – Psychotherapie oder Psychopharmaka –, ist falsch gestellt. Wer von dieser Krankheit wirklich etwas versteht, wird sich auf diese Auseinandersetzung gar nicht mehr einlassen. Da das Wissen um psychische Störungen noch so gering ist, mahnt der Arzt und Psychologe Rolf Meermann, Ärztlicher Direktor der Psychosomatischen Klinik Bad Pyrmont, zu »Demut und Bescheidenheit«. »Wir müssen heute mit Demut sagen, dass wir über seelische Erkrankungen ganz wenig wissen. Wir tun sehr gut daran, wenn wir alle seriösen Forschungsergebnisse sehr ernst nehmen und uns bemühen, diese kleinen Puzzlebausteine zusammenzubringen.«[3] Zum Wohle des Patienten muss seiner Ansicht nach alles vorhandene Wissen in die Waagschale geworfen werden.

Und man weiß inzwischen, dass beide Therapieformen – medikamentöse und psychotherapeutische Behandlung – ihren Stellenwert haben. Je nach Depressionsform werden die Schwerpunkte unterschiedlich gesetzt: Manchmal ist eine psychotherapeutische Behandlung oder sind auch alternative Heilverfahren hilfreich, meist jedoch erscheint eine Kombination Medikament plus Therapie sinnvoll.

Ausschlaggebend ist dabei wiederum die Art der Erkrankung, also ob eine Major Depression (zum Beispiel mit manisch-depressiven Phasen) vorliegt oder eine Dysthemia oder reaktive Depression. In Therapiestudien wurde die Wirksamkeit eines antidepressiven Medikamentes (Imipramin) mit der Wirksamkeit von Psychotherapie verglichen. Bei den weniger schwer Depressiven hatten Medikament wie Psychotherapie ähnliche Wirkung; deutlich mehr Wirkung zeigte jedoch das Medikament bei den schwer Depressiven. Am besten fühlten sich jedoch jene Patienten, die sowohl medikamentös als auch psychotherapeutisch versorgt worden waren.[4]

»Psychopharmaka sind Teufelszeug« oder: Wann es ohne Medikamente nicht mehr geht

Manchen Menschen fällt es schwer, die Notwendigkeit einer medikamentösen Therapie für sich zu akzeptieren, was nicht zuletzt am schlechten Ruf der Psychopharmaka liegt. Und an dem wiederum sind Pharmaindustrie und Ärzteschaft nicht unschuldig. Allzu undifferenziert und euphorisch wurde von den einen für ihre Produkte geworben, und allzu unkritisch wurden diese von den anderen verschrieben. Gerade Tranquilizer und Antidepressiva dürfen erst nach gründlicher Diagnose und dann nur in der richtigen Dosierung verabreicht werden. Die niedergelassenen Ärzte sind damit meist überfordert. Sie greifen – ob aus Uninformiertheit oder Zeitmangel sei dahingestellt – zu hochpotenten Medikamenten und lassen die Patienten mit den doch erheblichen Nebenwirkungen – wie zum Beispiel der Suchtgefahr – allein.

Lange Zeit waren *Benzodiazepine* (Tranquilizer) die am häufigsten verschriebenen Medikamente. Wie Gerd Glaeske vom Pharmakologischen Beratungsdienst der AOK Mettmann errechnet hat, »entfielen 1986 von 34 Millionen Psychopharmakaverordnungen mehr als die Hälfte, nämlich rund 18 Millionen, auf Beruhigungsmittel wie Lexotanil, Adumbran, Tavor, Tranxilium oder Valium . . . Zwei Drittel dieser Dosierungen gingen an Frauen.«[1] Diese Beruhigungsmittel gehören zu der Gruppe der sogannten Benzodiazepine, deren abhängig machende Wirkung inzwischen erwiesen ist.

Die amerikanische Fernsehjournalistin Barbara Gordon hat in ihrem Buch »Ich tanze so schnell ich kann« mit beklemmender Eindringlichkeit geschildert, wie sie durch die zunächst harmlos erscheinende Pille »Valium« zunehmend in Abhängigkeit und schließlich in eine lebensbedrohende Depression geriet. Zehn Jahre lang ging sie bereits zu ihrem Psychiater, zehn Jahre lang schluckte sie Valium: »Es war zur Gewohnheit geworden, wie Zähneputzen, zu einem Routine-Gang – wie bei den meisten meiner Bekannten. Er gab mir Valium, und ich schluckte es wie Bonbons. Weshalb wurde also die Angst immer schlimmer? Ich muss mit ihm reden, muss mir mehr Tabletten besorgen, muss etwas tun.« Mit ihrer Geschichte, die – wie sie erkannte – kein Einzelfall ist, will sie warnen vor der »ärztlichen Inkompetenz«:

Die Zahl der Menschen, denen von ihren Internisten, Gynäkologen und Zahnärzten – von ihren Psychiatern ganz zu schweigen – große Dosen von Tranquilizern verordnet werden, ist ungeheuerlich. Und diese sind eben nicht bloß Medikamente, sondern Drogen, die ein Ertauben der Gefühle bewirken können. Ihr plötzlicher Entzug kann Psychosen auslösen und in gewissen Fällen zum Tod führen.[2]

Anfang der achtziger Jahre begann sich dann endlich auch in der Bundesrepublik die Erkenntnis durchzusetzen, dass Tranquilizer, über einen längeren Zeitraum eingenommen, zu Medikamentensucht führen. Die niedergelassenen Ärzte reagierten und verschrieben – wiederum unterstützt durch einschlägige Werbung der Pharmafirmen – zunehmend *Neuroleptika und Antidepressiva.* Neuroleptika sind hilfreiche Medikamente bei der Behandlung von Psychosen und Schizophrenien, und Antidepressiva sind »richtig eingesetzt, unverzichtbare Arzneimittel« (Glaeske) bei der Behandlung der endogenen Depression oder von Panikattacken. Durch ihre massenhafte Verschreibung an Menschen, die mit sehr viel leichteren Symptomen den Arzt aufsuchen (wie etwa Schlafstörungen, allgemeines Unwohlsein, Müdigkeit), sind sie jedoch in Verruf geraten. Und das zu Recht, denn ihre Nebenwirkungen sind nicht gerade harmlos. Sie reichen von niedrigem Blutdruck, Schwindelgefühlen, Herzrhythmusstörungen, trockenem Mund bis zu Desorientierung, Muskelzittern und so genannten Dyskinesien (Grimassieren, Kiefersperre, Verlust der Mimik). Die Tatsache, dass diese Medikamente häufig falsch oder falsch dosiert verordnet werden, darf aber nicht vergessen lassen, dass für so manche Menschen sowohl Tranquilizer als auch Antidepressiva sehr hilfreich sein können.

Dabei wird auch von Medizinern nicht abgestritten, dass diese Medikamente nur die Symptome lindern, nicht aber die zugrunde liegenden Probleme lösen können. Das kann Aufgabe einer Psychotherapie sein, die oftmals aber erst dann sinnvoll ist, wenn der depressive Mensch nicht mehr von den Symptomen seiner Depression völlig gefangen gehalten wird. In einem schwer depressiven Zustand ist kein Mensch für psychotherapeutische Maßnahmen zugänglich, er kann sogar durch eine Psychotherapie so stark belastet werden, dass sich sein Zustand noch verschlimmert.

So kann eine zeitlich befristete Verschreibung von Tranquilizern durchaus auch bei leichteren Depressionen oder Erschöpfungsdepressionen vernünftig sein. Bevor die Betroffenen sich mit Alkohol oder Selbstmedikation betäuben, so schreibt der Psychiater Asmus Finzen, der Medikamenten gegenüber grundsätzlich eine kritische Haltung einnimmt, kann bei »krisenhafter Zuspitzung« ein niedrigdosierter Tranquilizer durchaus hilfreich sein. Immer gilt aber: Das Medikament ist nur eine »Krücke«, doch »man sollte seine Wirkungsmöglichkeiten nicht unterschätzen. Wie eine Krücke beim

Gehbehinderten kann sie dem Betroffenen helfen, sonst schier unlösbare Probleme zu bewältigen. Sie kann auch dazu beitragen, die gesunden Anteile des neurotisch Depressiven zu stärken und seine Selbstheilungstendenzen zu fördern. In Absprache mit dem Psychotherapeuten kann sie in bestimmten Phasen auch der Unterstützung der Psychotherapie dienen.«[3] Damit hat Asmus Finzen deutlich gemacht, dass bei depressiven Erkrankungen Tranquilizer und Antidepressiva nur ein Hilfsmittel sein können und die Psychotherapie nicht ersetzen, sondern nur unterstützen.

Folgende Medikamentengruppen werden heute gegen Depressionen verschrieben:

1. Trizyklische Antidepressiva
Trizyklische Antidepressiva (dazu gehören zum Beispiel Imipramin oder Amitriptylin) haben ihren Namen von ihrer chemischen Struktur, die drei Ringe enthält. Sie sind oft das Mittel der Wahl bei Depressionen, bei denen eine biologische Komponente vermutet wird. Denn sie wirken wahrscheinlich auf jene Neurotransmitter ein, die bei Depressiven in zu geringer Menge vorhanden sind, das heißt, sie führen zu einer Vermehrung von Noradrenalin und Serotonin. Was allerdings nicht den Umkehrschluss zulässt, dass die biochemischen Veränderungen die Ursache einer Depression sind.

Trizyklische Antidepressiva wirken nicht sofort, sondern im Durchschnitt erst nach etwa zwei Wochen, vorausgesetzt, das Medikament wird regelmäßig und in richtiger Dosierung eingenommen. Die meisten Betroffenen leiden am Anfang unter den Nebenwirkungen (trockener Mund, Schläfrigkeit, bei Männern können Ejakulationsstörungen auftreten, Blutdruckschwankungen oder Herzrhythmusstörungen), die jedoch im Laufe der Behandlung nachlassen. Der behandelnde Arzt muss den Patienten darüber sehr genau informieren, damit diese Nebenwirkungen nicht unnötige Angst bereiten und eventuell den Patienten veranlassen, die Dosis zu verringern oder das Mittel vorzeitig abzusetzen.

Der englische Psychiater Richard Gillett rät, mit einer sehr niedrigen Dosis zu beginnen (zwei- bis dreimal 50–75 mg pro Tag) und diese Dosis dann um 25 mg bis auf 150 mg täglich zu erhöhen.[4] Nach etwa zwei Wochen erst wird dann die Wirkung spürbar: Besserer Schlaf und auch zunehmender Appetit sind oft die ersten Anzeichen dafür, dass das Medikament anschlägt. Normalerweise soll die Einnahme bis zu drei Monate fortgesetzt und dann erst allmählich wieder reduziert werden. Auch die Psychiater Volker Faust, Günter Hole und Manfred Wolfersdorf – ausgewiesene Depressionsexperten – empfehlen, Antidepressiva zu Beginn der Behandlung nicht zu hoch zu dosieren und in der ambulanten Praxis frühestens nach fünf bis zehn Tagen eine Dosissteigerung vorzunehmen.[5] Sie raten auch, das Medikament am Abend oder kurz vor dem Schlafengehen einzunehmen, weil einige Antidepressiva den Schlaf fördern und zudem die auftretenden Nebenwirkungen auf diese Weise »verschlafen« werden.

Falls ein Medikament auch nach einem Monat noch keine Besserung gebracht hat, stellt der behandelnde Arzt meist auf ein anderes Präparat um.

Eine Sonderform der Behandlung mit Antidepressiva ist die *Infusionstherapie.* Sie wurde an der Psychiatrischen Universitätsklinik Basel entwickelt und wird vor allem bei Patienten angewendet, die an einer Major Depression oder einer Erschöpfungsdepression leiden und stark suizidgefährdet sind. Bei dieser Behandlung werden Antidepressiva (gute Erfahrungen hat man inzwischen mit Clomipramin und Maprotilin) als Tropfinfusion verabreicht, was gegenüber der Tabletteneinnahme einige Vorteile hat:

- Die Wirkung tritt schneller ein,
- bereits niedrige Dosierungen wirken,
- die Nebenwirkungen sind geringer, und
- Patienten, die auf Antidepressiva vorher nicht angesprochen haben, verspüren aufgrund der Tropfinfusion Verbesserungen.

In der Regel wird die Infusionstherapie nur in Kliniken angewandt und nur dann, wenn es sich um schwere Ausprägungen einer Depression handelt, die auf andere Behandlungsmaßnahmen nicht anspricht.

2. Serotonin-Wiederaufnahme-Hemmer
Zu dieser Medikamentengruppe gehören beispielsweise die Medikamente Fluctin (in den USA: Prozac), Seropram, Deroxat, Floxyfral, Zoloft, Gladem. Diese Antidepressiva sind erst seit Ende der 80er Jahre in Europa im Handel und gelten als die neue Generation unter den Antidepressionsmitteln.

Besonders Furore hat das Medikament Fluctin/Prozac gemacht, das in der US-amerikanischen, aber auch in der europäischen Presse als »Glücksmedikament« gefeiert wurde. Prozac schafft die Depression aus der Welt, so frohlockte die Pharmaindustrie – und mit ihr zahlreiche Psychiater und Patienten. Millionen Depressive und Ängstliche fühlten sich dank dieses Medikaments »besser als gut«, wie der Psychiater Peter Kramer schrieb. »Ich fand es erstaunlich, dass eine Pille in wenigen Tagen das bewirken konnte, was Psychiater oft – auch vergeblich – mit anderen Mitteln im Laufe von Jahren zu erreichen versuchen: einer Person ... wieder Handlungsspielraum zu geben.«[6]

Die überschäumende Freude über diese neu entwickelten Antidepressiva ist inzwischen einer nüchternen Einschätzung gewichen: Medikamente wie Fluctin können zwar durchaus bei Depressionen helfen, und sie haben deutlich weniger schwere Nebenwirkungen als die trizyklischen Antidepressiva. Dennoch sind auch ihre Nebenwirkungen nicht harmlos: Übelkeit, Durchfall, Kopfschmerzen, innere Unruhe, Orgasmusstörungen, Schlafstörungen können auftreten. Wie der Schweizer Psychiater Daniel Hell schreibt, können diese Nebenwirkungen »oft durch eine langsame Dosissteigerung umgangen werden. Gelegentlich sind sie aber so stark ausgeprägt, dass ein Wechsel auf ein Präparat einer anderen Substanzklasse nötig ist.«[7]

3. Monoaminoxidasehemmer (MAOH). Dieses Medikament leitet seinen Namen von seiner Funktion her: Es wirkt hemmend auf das Enzym ein, das die Transmitter (Serotonin, Noradrenalin) zerstört, die zur Gruppe der Monoamine gehören. Die MAO-Hemmer der »alten Generation« hatten ähnliche Nebenwirkungen wie die trizyklischen Antidepressiva, unterschieden sich jedoch in einem gefährlichen Nebeneffekt von diesen: Da die Monoaminoxidase von diesen Medikamenten gehemmt wird, kann auch ein Monoamin, das in bestimmten Lebensmitteln vorkommt – das Tyramin –, nicht mehr abgebaut werden. Die Folge davon ist ein gefährlich erhöhter Blutdruck. Um dies zu vermeiden, mussten Patienten, die diese MAO-Hemmer einnahmen, eine spezielle Diät halten. (Zum Beispiel wenn sie *Parnate* oder *Jatrosom N* einnahmen.) Zu den verbotenen Speisen gehörten unter anderem Käse, alles sauer Eingelegte, Schokolade, Hühnerleber, abgehangenes Wild und Rotwein. Dieser Nebeneffekt war wohl mit ein Grund, dass MAO-Hemmer in der Regel nur dann eingesetzt wurden, wenn trizyklische Antidepressiva ohne Wirkung blieben.

Inzwischen gibt es eine »neue Generation« von MAO-Hemmern, die keine derart gefährlichen Nebenwirkungen mehr haben. Eine Diät ist daher nicht mehr notwendig.

4. Lithium

Werden bereits die Antidepressiva oft mit Skepsis und vielen Vorurteilen betrachtet, so gilt das in besonderem Maße für die *Lithiumtherapie.* Auch hier liegt der Grund dafür wahrscheinlich darin, dass manche Ärzte mit Lithium behandeln, obwohl die Art der Depression das nicht rechtfertigt. Lithium ist ausschließlich sinnvoll bei der *manisch-depressiven* Erkrankung oder der reinen Manie. Hier ist das Lithium, ein einfaches Salz, dessen Wirkungsmechanismus noch recht unbekannt ist, sowohl zur Therapie als auch zur Vorbeugung erneuter Erkrankung sehr hilfreich – wenn es richtig eingesetzt wird. Bei anderen Erkrankungsformen wie der neurotischen, psychoreaktiven Depression ist Lithium nicht nur wirkungslos, sondern auch gefährlich. Deshalb muss vor jeder Behandlung eine sorgfältige Diagnose gestellt werden – die am sichersten von Fachärzten in den auf Depressionen spezialisierten Kliniken durchgeführt werden kann. Niedergelassene Ärzte, vor allem Hausärzte, Internisten oder Ärzte anderer Fachrichtungen sind in der Regel nicht genügend ausgebildet, um eine so komplizierte Therapie durchzuführen. Der Psychiater Asmus Finzen warnt denn auch davor, eine Lithiumbehandlung »einfach nur so« zu beginnen. »Patient und Arzt müssen sich darüber klar sein, dass sie nur Sinn hat, wenn sie über Jahre durchgehalten wird. Eine erfolgreiche Lithiumprophylaxe verlangt vom Patienten ein hohes Maß an Kooperationsbereitschaft ... Der Schutz vorm Rückfall wird nicht nur erst nach monatelanger Lithiumeinnahme wirksam. Er erlischt nach Absetzen der Behandlung rasch. Deshalb können Unregelmäßigkeiten und kurze Unterbrechungen der Medikamenteneinnahme monatelange Bemühungen um die Vermeidung eines Rückfalls innerhalb kurzer Zeit zunichte machen.«[8]

Patienten, die mit Lithium behandelt werden, müssen

also in besonderem Maße lernen, mit ihrer Erkrankung zu leben. Sie müssen akzeptieren, dass sie vielleicht ihr ganzes Leben lang auf das Lithium angewiesen sein werden, wollen sie nicht einen schweren Rückfall provozieren. Lithium kann manisch-depressiv Kranken das Leben wieder lebenswert machen – vorausgesetzt, das Medikament wird kompetent und richtig eingesetzt.

Was bei der Lithium-Therapie besonders augenfällig ist, trifft jedoch auch auf andere medikamentöse Depressionsbehandlungen zu: Nur in seltenen Fällen sind Hausärzte, Internisten oder Ärzte anderer Fachrichtungen gut genug über Depressionen und ihre Behandlung informiert; oftmals stellen sie falsche Diagnosen oder verordnen – wie oben bereits erwähnt – zu unkritisch und über einen zu langen Zeitraum hinweg zu hohe Dosen Tranquilizer oder Antidepressiva. Deshalb sollte jeder, der glaubt, an Depression zu leiden, oder es bereits weiß, einen Spezialisten aufsuchen, also einen Neurologen, Psychiater, einen ärztlichen Psychotherapeuten oder einen Psychologen, der mit einem Neurologen zusammenarbeitet.

5. Phythopharmaka

Die positive Wirkung von Pflanzenheilmitteln bei der Behandlung von Depressionen ist seit Jahrtausenden bekannt. Bei leichteren depressiven Störungen hat sich Johanniskraut bewährt, bei Unruhe, Nervosität und Erregung die Baldrianwurzel und Hopfen, bei nervösen Erschöpfungszuständen Baldrian und Johanniskraut und bei Schlafstörungen Baldrian, Melisse und Hopfen.

Phytopharmaka sind ohne Rezept in der Apotheke erhältlich und haben den Vorteil, dass sie keine Nebenwirkungen haben. Folgende Johanniskrautpräparate gelten in einer Dosierung von mindestens 900 mg bis 1800 mg pro Tag als wirksam: Jarsin, Seda, Kira, Helarium, Esbericum forte, Divinal.

»Jahrelang auf der Couch – und immer noch depressiv« oder: Psychotherapie hilft

Die Behandlung von Depressionen mit Medikamenten kann die akuten Symptome lindern und dem Betroffenen Erleichterung verschaffen. Doch wirklich geholfen ist damit im Grunde – abgesehen vielleicht von der schweren manisch-depressiven Erkrankung – noch nicht. Denn die Lebenssituation oder die innere Haltung eines Erkrankten können durch Medikamente allein nicht verändert werden.

Umgekehrt gibt es nicht wenige Fälle, in denen Depressive ausschließlich Hilfe bei Psychotherapeuten suchen und oft jahrelang in Behandlung sind, ohne dass sich wesentlich etwas an ihrer Befindlichkeit verändert. Was nützt es, so fragen Therapiekritiker, wenn ein Mensch Jahre auf der Couch des Psychoanalytikers zubringt? Dann weiß er vielleicht, was ihn depressiv gemacht hat, aber depressiv ist er trotzdem noch.

In der Praxis hat man längst die Konsequenzen gezogen und versucht, abgestimmt auf die jeweils vorliegende Depressionsform, die bestmögliche Behandlung für den Betroffenen herauszufinden. In den meisten Fällen ist das eine Kombinationstherapie: Medikamente plus Psychotherapie. Dabei kommt es auf die Art der Erkrankung an, ob eher die Medikamente im Vordergrund stehen und die Therapie zur Unterstützung dient oder umgekehrt. Allerdings haben sich vor allem bei den reaktiven oder psychogenen Depressionen spezielle Therapieverfahren auch ohne medikamentöse Unterstützung bewährt.

Schließlich gibt es auch noch jene Gruppe depressiver Menschen, die auf eine Behandlung mit Antidepressiva überhaupt nicht ansprechen. Nur etwa 60 bis 65 Prozent aller Erkrankten kann damit deutlich geholfen werden. Was ist mit den restlichen 35 bis 40 Prozent? Die Psychotherapie ist also unverzichtbar bei der Behandlung von Depressionen. Grundsätzlich sollte jede medikamentöse Therapie durch Psychotherapie unterstützt werden, denn die Depression ist eine Erfahrung, die den Betroffenen stark belastet. Zudem wird sie wahrscheinlich immer durch schwierige Lebensumstände mit ausgelöst, die allein mit Medikamenten nicht bewältigt werden können. Deshalb herrscht unter den Praktikern Einigkeit: Psychotherapie plus Pharmakotherapie ist beim momentanen Kenntnisstand die erfolgversprechendste Behandlung.

Bleibt die Frage: *Welche* Therapie hilft? Fast könnte man antworten: jede. Denn die Therapieforschung hat herausgefunden, dass es etwa 80 Prozent der psychotherapeutisch Behandelten nach einer Therapie wirklich besser geht.« Weniger die Therapiemethode ist dabei für den Erfolg einer Therapie ausschlaggebend als vielmehr die *Persönlichkeit* des Therapeuten. Wenn er eine gute Beziehung zum Klienten aufbauen und wenn dieser Vertrauen zu ihm fassen kann, dann ist die Frage der Methode fast zweitrangig. Hinzu kommt, dass die meisten Therapeuten inzwischen nicht mehr streng nach einer einzigen Methode arbeiten, sondern mehrere Therapieansätze miteinander kombinieren.

Das muss auch bedacht werden, wenn nun einige Therapiemethoden vorgestellt werden, die sich bei der Behandlung von Depressionen bewährt haben. Möglicherweise kann es für einen Depressiven schwierig sein, in seiner Stadt einen Therapeuten oder eine Therapeutin zu finden, die ganz genau nach dieser oder jener Methode arbeitet. Es wäre also eher hinderlich, auf eine bestimmte Methode fixiert zu sein. Wie gesagt: Die Persönlichkeit des Therapeuten ist wichtiger als die Methode, mit der er arbeitet.

Wer noch therapieunerfahren ist, sollte allerdings vorsichtig sein, wenn die angebotene Therapiemethode nicht zu den traditionellen zählt. Je exotischer der Name der Therapie, je weniger über die Ausbildung des Therapeuten zu erfahren ist, desto mehr Vorsicht ist angebracht.[1]

Welche Therapien haben sich nun bei der Behandlung von Depressionen bewährt? Allen voran ist hier die **Kognitive Therapie** des amerikanischen Psychiaters Aaron Beck zu nennen. Grundannahme dieser Kurztherapie: Gefühl und Verhalten eines Menschen werden von der Art seiner Gedanken und Ideen bestimmt. Je nachdem, welche frühen Erfahrungen ein Mensch gemacht hat, interpretiert er spätere Erlebnisse. Kennzeichnend für depressive Menschen ist es, so Aaron Beck, dass sie ihre Situation und ihre Erlebnisse grundsätzlich negativ einschätzen, weil sie bereits in der Kindheit Denkschemata erworben haben, die ihnen keinen anderen Spielraum mehr lassen. Zum Beispiel kann ein Kind das Denkschema erwerben: »Nichts, was ich tue, ist gut genug.« Möglicherweise schlummert diese Vermutung lange im Unterbewussten, bis sie eines Tages durch ein äußeres Ereignis, zum Beispiel eine Kündigung oder eine Trennung, aktiviert wird.

Die Kognitive Therapie hilft dem Betroffenen, diese Denkstrukturen überhaupt erst einmal zu erkennen, auf ihren Realitätsgehalt zu überprüfen und schließlich zu korrigieren. Aaron Beck hat einige der Grundannahmen aufgelistet, die zu Depressionen führen können[2]:

»Um glücklich zu sein, muss ich bei allem, was ich unternehme, Erfolg haben.«

»Um glücklich zu sein, muss ich immer von allen Menschen akzeptiert werden.«

»Wenn ich einen Fehler mache, bedeutet das, dass ich unfähig bin.«

»Ich kann ohne dich nicht leben.«

» Wenn jemand anderer Meinung ist als ich, bedeutet das, dass er mich nicht mag.«

»Mein Wert als Mensch hängt davon ab, was andere von mir denken.«

Menschen, die lange Zeit depressiv sind, merken überhaupt nicht mehr, dass dieses Denken ihr ganzes Leben durchzieht. Sie ziehen ihre Annahmen nicht mehr in Zweifel, sondern halten sie für die Wahrheit. Diese Grundannahmen führen dann zu kognitiven Irrtümern, die die Depression stabilisieren. So führt die Annahme »Wenn ich einmal versagt habe, werde ich in ähnlichen Situationen wieder versagen« zu *Übergeneralisierungen.* Der Betreffende ist dann nicht mehr in der Lage, all jene Situationen wahrzunehmen, in denen er *nicht* versagt, auf die seine Grundannahme nicht zutrifft.

- Die Annahme »Was zählt, sind die Misserfolge; Erfolge sind nur Zufall« führt dazu, dass der Depressive nur noch *selektiv* wahrnimmt. Misserfolge werden hoch bewertet, wenn etwas gelingt, wird es als eigene Leistung nicht anerkannt.
- Die Annahme »Es passiert mir immer die schlimmste aller Möglichkeiten« führt zum *»Katastrophisieren«.* Die vielen Male, wo nicht »das Schlimmste« eingetreten ist, werden nicht wahrgenommen.

Die Chefsekretärin Gerlinde Karloff ist ein typisches Beispiel dafür, wie negative Gedanken und Überzeugungen sich auf Dauer verfestigen und in die Depression führen können. Sie wurde von ihrer Mutter alleine aufgezogen, der Vater ist im Zweiten Weltkrieg gefallen.

Gerlinde hing sehr an der Mutter, deren Verhalten der Tochter gegenüber jedoch sehr widersprüchlich war. Mal verwöhnte sie das Kind übermäßig, dann wieder zog sie sich überraschend und auf eine für das Kind unverständliche Weise zurück, ließ es im Stich. Sie blieb über Nacht weg, obwohl sie vorher versprochen hatte, zu Hause zu bleiben; sie stellte Belohnungen in Aussicht, die sie dann vergaß – kurz: sie hielt selten, was sie versprach. Gerlinde lernte so sehr früh: »Man kann sich auf andere nicht verlassen.« Zum Ausbruch kam dieses Denkschema, als sie mit 30 Jahren endlich den Mann fürs Leben kennen lernte, wie sie erzählt. »Ich hatte die Hoffnung schon aufgegeben, jemals einen Menschen zu treffen, der mit meinen Wunschvorstellungen auch nur annähernd übereinstimmt. Doch der, das wusste ich sofort, der war mein Traummann.« Sie bekam ihren Traummann, zog mit ihm zusammen, und zwei Jahre ging es ihr sehr gut in dieser Beziehung. Bis sie dahinter kam, dass er sich immer noch heimlich mit der Frau traf, mit der er vor Gerlinde zusammengelebt hatte. Für Gerlinde brach eine Welt zusammen. Das Denkschema »Man kann sich auf niemanden verlassen« überlagerte alle vernünftigen Überlegungen. Die Enttäuschung über die Heimlichtuerei ihres Freundes war so groß, dass sie ihm nun überhaupt nichts mehr glauben konnte. Was er auch sagte, wie sehr er auch die Harmlosigkeit seines Tuns beteuerte – sie glaubte ihm nicht. Sie zog sich immer mehr von ihm zurück, wurde immer depressiver. Mehr durch Zufall gelangte sie an einen Therapeuten, der in der Kognitiven Therapie nach Aaron Beck ausgebildet war. Und dort erkannte sie relativ schnell, dass im Grunde kein anderer Gedanke mehr Platz hatte als der, betrogen und hintergangen worden zu sein. Die positiven Seiten ihres Freundes, sein sonstiges Verhalten hatte sie völlig aus den Augen verloren. Ein einzelnes Erlebnis hatte durch ihre Vorerfahrungen ein derartiges Gewicht bekommen, dass sie die Realität nur noch verzerrt wahrnehmen konnte.

Denkmuster wie diese werden in der Kognitiven Therapie in Gesprächen und mit verhaltenstherapeutischen Methoden aufgedeckt und in konkreten Übungen zu verändern versucht. Das gelingt meist in relativ kurzer Zeit – in der Regel dauert eine Therapie zwölf Wochen –, weil nicht in der Vergangenheit geschürft wird, sondern der Schwerpunkt auf dem aktuellen Denken und Verhalten liegt. Der Klient bekommt »Hausaufgaben« zwischen den Sitzungen (zum Beispiel wird ein Tagesplan erstellt, der Depressive soll konkret seine Annahmen überprüfen und über seine Erfahrungen Tagebuch führen). All dies soll ihm helfen, sein Gefühl der Hoffnungslosigkeit zu überwinden, seine negativen Gedanken zu erkennen und herauszufinden, welchen Einfluss diese auf sein Befinden haben, um so langsam eine positivere Sicht der Dinge zu entwickeln.

Die Becksche Kognitive Therapie gilt als sehr erfolgreich. In Untersuchungen, die die Wirksamkeit von Antidepressiva (konkret des Medikaments Imipramin) mit der Wirksamkeit der Kognitiven Therapie verglichen, ging es den Patienten, die nur Therapie bekamen, deutlich besser als jenen, die medikamentös behandelt worden waren.[3]

Von ähnlichen Grundannahmen wie Aaron Beck geht auch der Psychotherapeut Albert Ellis aus, der die **Rational-emotive Therapie** begründet hat. Im Zusammenhang mit dieser Therapie wird häufig ein Ausspruch des Philosophen Epiktet zitiert, der bereits im ersten Jahrhundert erkannte, was Ellis in den siebziger Jahren des zwanzigsten Jahrhunderts zum Kern seiner Therapie machte: »Nicht die Dinge selbst beunruhigen die Menschen, sondern die Vorstellungen von den Dingen.« Auch Ellis glaubt, dass nicht bestimmte Ereignisse zu psychischen Problemen führen, sondern das, was wir über diese Ereignisse denken. Zum Beispiel wird ein Mensch nach diesem Modell nicht depressiv, weil ihn sein Lebenspartner verlassen hat, sondern er wird depressiv, wenn er diesem Ereignis unangemessene Bedeutung zuschreibt. Etwa wenn ein Mann auf die Trennung von seiner Frau auf Dauer mit dem Gedanken reagiert: »Ich bin zu alt, um jemals wieder eine andere Frau zu finden, ich werde allein sterben müssen.« Eine Trennung macht natürlich traurig, niedergeschlagen, wütend und lässt die Betreffenden vielleicht in den schlimmen Phasen der Trennung auch verzweifeln. Doch die depressive Stimmung entsteht durch die Bewertung der Situation. Der Philosoph Epiktet verdeutlicht dies am Beispiel der Todesangst: »So ist zum Beispiel der Tod nichts Furchtbares – sonst hätte er auch dem Sokrates furchtbar erscheinen müssen –, sondern die Vorstellung, er sei etwas Furchtbares, das ist das Furchtbare.«[4]

In der Rational-emotiven Therapie wird versucht, die Vermutungen und Gedanken, die Menschen mit bestimmten Ereignissen verbinden, aufzudecken und auf ihren Realitätsgehalt zu überprüfen. Unterschieden wird zwischen so genannten *kalten*, *warmen* und *heißen* Wahrnehmungen. Eine *kalte Wahrnehmung* ist, wenn wir ohne Gefühlsregung wahrnehmen, was geschieht. Zum Beispiel: »Ich sehe, dass meine Kollegen lachen.« Wenn wir dies gefühlsmäßig bewerten, haben wir eine *warme Wahrneh*mung: »Ich freue mich, wenn meine Kollegen lachen«, »sie lachen mich an.« Das ist eine *positive* warme Wahrnehmung. Doch wenn wir denken: »Die Kollegen lachen über mich«, haben wir eine *negative* warme Wahrnehmung. Auch *heiße Wahrnehmungen* können positiver oder negativer Art sein, sind aber auf jeden Fall irrational: »Alle Leute lachen, wenn ich komme. Ich bin großartig« (positive Überschätzung), oder: »Alle lachen über mich, ich tauge überhaupt nichts« (negative Überschätzung). Gefährlich sind nach der Theorie der Rational-emotiven Therapie die heißen Wahrnehmungen, denn sie führen zu Depressionen, Ängsten und Schuldgefühlen. Mit verschiedenen therapeutischen Techniken versucht der rational-emotive Therapeut diese selbstschädigenden heißen Wahrnehmungen aufzudecken.

Mehr Geduld, Zeit und Geld muss aufbringen, wer sich für die **Psychoanalyse** entscheidet. Der Nutzen dieser Therapieform bei Depressionen ist durchaus umstritten. Die Haltung des Psychologen Martin Seligman teilen viele: »Obwohl Tausende von Patienten an Hunderttausenden von Sitzungen teilnahmen, konnte bislang nicht nachgewiesen werden, dass die psychoanalytische Therapie bei Depressionen hilft.«[5]

Sehr viel eindeutiger noch bezieht die Autorin Alice Miller gegen die Psychoanalyse Stellung. Selbst lange Jahre als Psychoanalytikerin tätig, glaubte sie in einem langwierigen, für sie auch sehr schmerzhaften Prozess zu erkennen, dass die Psychoanalyse nicht geeignet ist, einen Menschen an seine wirklichen Gefühle heranzuführen:

Die Entdeckung, dass ich ein missbrauchtes Kind war, dass ich vom Anbeginn meines Lebens unbedingt auf die Bedürfnisse und Gefühle meiner Mutter eingehen musste und gar keine Chance hatte, meine eigenen zu fühlen, hat mich sehr überrascht. Die Entdeckung meiner damaligen totalen Hilflosigkeit hat mir auch die Macht der Verdrängung gezeigt, die mich mein Leben lang von der Wahrheit fern hielt, und die Ohnmacht der Psychoanalyse, die durch ihre irreführenden Theorien diese Verdrängung noch zementierte. Denn ich hatte zwei Lehranalysen im Rahmen meiner Ausbildung absolviert, ohne dass die Analytikerinnen imstande gewesen wären, an meiner

Version der glücklichen Kindheit, die ich angeblich gehabt hatte, zu rütteln.[6]

Mit ihren Methoden, wie zum Beispiel dem freien Assoziieren, verstärkt die Psychoanalyse nach Ansicht Alice Millers »die intellektuelle Abwehr gegen die Gefühle«. Der Patient redet über seine Gefühle, aber er spürt sie nicht. Der Analytiker oder die Analytikerin schlüpft durch das starre Gerüst der psychoanalytischen Behandlung in die Rolle der (autoritären) Eltern und darf – ebenso wie die realen Eltern – nicht mit den wirklichen Gefühlen konfrontiert werden. Gerade depressive Menschen haben ja bereits in sehr frühen Jahren gelernt, dass es besser für sie ist, wenn sie ihre eigenen Bedürfnisse und Gefühle zugunsten anderer zurückstellen. Die Psychoanalyse, so Alice Miller, ist eine Fortsetzung der traumatischen Kindheitserfahrungen und kann nicht zu deren Auflösung führen. Alice Miller hat für diesen exponierten Standpunkt sehr viel Kritik einstecken müssen – natürlich vor allem von Psychoanalytikern –, doch sie hat auch sehr vielen Menschen geholfen zu verstehen, warum es ihnen trotz langjähriger therapeutischer Bemühungen nicht gelingt, ihre Depressionen zu überwinden.

Die Psychoanalyse ist also nicht unbedingt die Therapie der Wahl, wenn es um die Behandlung von Depressionen geht. Doch auch hier gilt, was eingangs für alle Therapien gesagt wurde: Die Person des Therapeuten ist wichtiger als seine Methode. Auch eine psychoanalytische Behandlung kann hilfreich sein, wenn der Therapeut oder die Therapeutin einen guten Kontakt zum Patienten herstellen kann und nicht dogmatisch nach der »reinen Lehre« therapiert.

Wer sich zu einer Psychoanalyse entschließt, muss bereit sein, zwei- bis dreimal pro Woche über mehrere Jahre hinweg eine Stunde für die Therapie zu investieren. Bei der »klassischen« Psychoanalyse liegt der Patient, der Analysand, auf der Couch, und der Psychoanalytiker oder die Psychoanalytikerin sitzt hinter ihm. Mit der Methode der »freien Assoziation« – der Patient sagt, was ihm in den Sinn kommt – soll frühen Erfahrungen auf die Spur gekommen werden. Der Analytiker hört meist schweigend zu und versucht durch vorsichtige Deutungen, den Patienten den verborgenen Sinn seiner Äußerungen entdecken zu lassen.

Die klassische Version der Psychoanalyse ist sehr »kopflastig« und sicher nicht jedermanns Sache. Einige Analytiker stimmen inzwischen mit der Analyse-Kritikerin Alice Miller darin überein, dass das ausschließliche Reden über Gefühle die Gefühle auch zudecken kann. Wenn sie auch nicht so weit gehen, die gesamte Methode als schädlich abzulehnen, so versuchen sie doch, das strenge psychoanalytische Konzept zu durchbrechen und auch den Körper in die Therapie miteinzubeziehen.

Der Psychoanalytiker Tilmann Moser ist einer von diesen »Reformern«. Ausgelöst durch die eigene Erfahrung, nach sieben Jahren Analyse immer noch unter denselben schweren Depressionen zu leiden, hat er zunächst für sich selbst andere Erfahrungen gesucht. Er hat an körpertherapeutischen Workshops teilgenommen und die heilende Erfahrung der Berührung am eigenen Leibe machen können.

Trotz sehr vieler Jahre Analyse konnte die depressive Grundschicht, von der ich immer wieder bedroht bin, nicht ausgeräumt werden. Ich habe dann erfahren, dass ich auf bestimmte Formen der körperlichen Zuwendung, auch der körperlichen Auseinandersetzung, sehr intensiv reagiere. Aus meiner Familiengeschichte kannte ich diese heftigen Gefühle nicht, ich kannte sie auch nicht aus meinen Analysen.[7]

Körpertherapeutische Übungen scheinen gerade für Depressive sehr geeignet, um sie aus ihrem Rückzug herauszuholen und ihnen die Geborgenheit zu vermitteln, die sie in früheren Jahren so schmerzlich vermisst haben. Neurotisch depressive Menschen haben früh gelernt, dass ihre eigenen Gefühle und Bedürfnisse nichts gelten. Sie haben sich – aus Angst vor Liebesentzug und Zurückweisung – den Bedürfnissen anderer angepasst und ihre eigenen tief in sich vergraben. Für sie ist es besonders schwer, diese versteckten Gefühle wieder aufzuspüren. Nur das Reden darüber reicht oftmals nicht aus. Viel zu geschickt sind sie darin, sich selbst und andere zu täuschen, und oftmals ist das Schweigen so groß, dass Worte gar nicht mehr gefunden werden können. Wo aber der Verstand sich – aus Angst vor Schmerzen – weigert, die Wahrheit zu erkennen, kann der Körper noch reagieren, wie auch Tilmann Moser meint:

Eine Reihe von Patienten kommt aus Familien, in denen sie nicht gelernt haben, Gefühle in Worte zu fassen, wo sie noch nicht einmal gelernt haben, ihre Gefühle zu spüren. Bei solchen Patienten ist manchmal eine körperliche Interaktion als Vorform der Symbolisierung hilfreich und notwendig. Mir berichten immer wieder Menschen, dass sie nun schon mehrere Jahre in Analyse seien, dass sich nichts bewege, dass sie sich erstarrt und unverstanden fühlen. In solchen Fällen ist der Patient dann vermutlich auf einen Analytiker getroffen, dessen Instrumentarium für ihn nicht ausreicht.[8]

Das musste auch die 43-jährige Heike Neubert nach vier Jahren Psychoanalyse schmerzlich erkennen. Die Depression hatte sie nie richtig losgelassen. Zwar wusste sie jetzt sehr viel mehr über sich und konnte sich viele ihrer depressiven Reaktionen erklären. Aber besser fühlte sie sich deswegen noch lange nicht. Sie brach die

Analyse ab und glaubte, sie sei ein »hoffnungsloser Fall«. Doch dann hat sie von einer Therapeutin gehört, die »so ganz anders sei« und auch körpertherapeutisch arbeite. Nach langem Zögern und erst, als sie zum wiederholten Mal aus ihr unerfindlichen Gründen wieder in das »schwarze Loch« gefallen war, ließ sie sich einen Termin geben:

»Am Anfang habe ich mich sehr beklommen gefühlt. Die Therapeutin hat zunächst mit mir gesprochen, über mein Problem, meine Ängste gegenüber der Therapie. Und dann hat sie massiert, nein, nur berührt. Ganz sanft. Meine Hände, meine Arme, meine Füße. Sie wusste, dass ich große Angst vor körperlicher Berührung hatte und war wohl deshalb besonders vorsichtig. Doch bereits in der zweiten Therapiestunde geschah es: Sie berührte meinen Arm in dieser besonderen Art, und ganz plötzlich fing ich an zu weinen. Das Weinen erfasste meinen ganzen Körper, ich schluchzte und schluchzte und hatte das Gefühl, nie wieder aufhören zu können. Niemals zuvor hatte ich so geweint, und niemals zuvor war mir das Ausmaß meiner Verzweiflung so bewusst wie in diesem Moment. So erschreckend diese Erfahrung war, nach dieser Stunde fühlte ich mich so wohl wie selten zuvor. Wir haben zwar über das Geschehene gesprochen, aber nicht das Reden darüber war entscheidend. Die Berührung der Therapeutin hat etwas in mir gelöst, ausgelöst, was all das Gerede und Analysieren in meiner früheren Therapie nicht geschafft hatte. Durch diese Berührung habe ich gefühlt, wie einsam und verlassen ich mich fühle, wie sehr ich mich nach Geborgenheit sehne, die ich nie bekommen habe. *Gewusst* habe ich das sicherlich bereits und auch in der Analyse viel darüber geredet. Aber *gespürt* hatte ich es bis zu diesem Zeitpunkt nicht wirklich. Ich habe das Gefühl, jetzt erst einen Weg gefunden zu haben, der mir aus dem Teufelskreis der Depression heraushilft.«

Heikes Therapeutin arbeitet nach einem der neueren Verfahren aus der **Humanistischen Therapie,** der **Biodynamik.** Unter den humanistischen Therapien wie Bioenergetik oder Gestalttherapie ist die Biodynamik eher eine »sanfte« und arbeitet vorwiegend mit den Impulsen von innen. Für Biodynamiker ist die Zeit des »›Pushens‹ und ›Knackens‹, des Zerredens, der Umerziehung und der weisen Ratschläge«[9] vorbei. Sie konzentrieren sich fast intuitiv auf das, was der Klient von sich aus anbietet, und stützen sich dabei vor allem auf die Arbeit mit dem Körper und mit dem Atem, auf körperorientierte Rollenspiele und auf einfühlsames Verstehen.«[10]

Weitere körperorientierte Verfahren der Humanistischen Psychologie sind neben der schon erwähnten Bioenergetik und Gestalttherapie unter anderem auch das Focusing, die Primärtherapie, Hakomi, die Konzentrative Bewegungstherapie oder die Atemtherapie. Die Gemeinsamkeiten dieser Therapieverfahren hat der Körpertherapeut Werner Eberwein zusammengefasst:

- *die Erfahrung, dass es tief in uns eine eigentlichere Lebendigkeit gibt, die befreit werden kann;*
- *die Arbeit mit dem Körper als dem Ort der Gefühle;*
- *das Bemühen, Unbewusstes bewusst zu machen;*
- *die Förderung von Bewusstheit und Ehrlichkeit,*
- *die Möglichkeit direkter, persönlicher Begegnung auch mit dem Therapeuten als Teil des Therapieprozesses (»ich und du«);*
- *die Konzentration auf das gegenwärtige Erleben (»hier und jetzt«);*
- *die Orientierung auf die ganze Person, die Integration von Körper und Psyche, Emotion und Beziehung, Vergangenheit, Gegenwart und Zukunft;*
- *die Aufmerksamkeit mehr auf Erleben, Durchleben und Neugestalten als auf verstandesmäßiges Begreifen, Deuten und Interpretieren;*

- *das Bemühen, in der therapeutischen Situation von vornherein die liebevolle, wertschätzende Beziehung herzustellen, die gleichzeitig heilend und das Ziel des Heilungsprozesses ist;*
- *das Experimentieren mit ungewohnten oder normalerweise eher vermiedenen Erfahrungen;*
- *die Offenheit für transzendente, transrationale Erfahrungen und außergewöhnliche Bewusstseinszustände;*
- *die Förderung höherer menschlicher Fähigkeiten, wie Liebe und Lebendigkeit, Kreativität und Spontaneität, Kritikvermögen und Entscheidungsfähigkeit, Verantwortung und Hingabe, Stille und Freude am Spiel, Selbstbehauptung und Begegnung, Unbestechlichkeit und Präsenz;*
- *ein Bewusstsein über die Wechselbeziehung zwischen persönlicher Entfaltung, verantwortlicher Zwischenmenschlichkeit und gesellschaftlicher Umgestaltung;*
- *die Ablehnung von Stigmatisierung, Etikettierung und Pathologisierung sowie von Machtausübung, Manipulation und Gewalt;*
- *der Optimismus, dass der Mensch in Freiheit leben kann und dass das Glück des einen nicht auf dem Unglück des anderen gebaut sein muss;*
- *ein kritisches Bewusstsein über die massenhafte Pathologie der Normalität.*

So eindrucksvoll dies auch klingen mag, theoretische Grundsätze und Programme sind keine Gewähr dafür, dass ein Therapeut (oder eine Therapeutin), der danach arbeitet, im Einzelfall auch der Richtige ist. Wie bereits gesagt: Die Methode tritt gegenüber der Therapeutenpersönlichkeit in den Hintergrund. Wichtig ist die Beziehung, die zwischen Hilfe Suchendem und Therapeut entsteht; zweitrangig erscheint dann, welche Therapierichtung der Behandelnde vertritt. Was nicht bedeutet, dass auf eine seriöse Grundausbildung verzichtet werden kann. Wer einen Therapeuten sucht, sollte daher neben der Sympathie auch darauf achten, welche Ausbildung ein Therapeut durchlaufen hat. Kann er nur auf »Workshops« oder obskure Seminare verweisen, ist Vorsicht angebracht. Im Zweifelsfall informieren die einzelnen Therapieverbände, ob ein Zertifikat bei ihnen erworben wurde oder nicht (siehe Anhang).

Wer kann helfen?

Für Menschen, die sich niedergeschlagen und depressiv fühlen, ist es schwer, den für sie richtigen Arzt oder Psychotherapeuten zu finden. Nicht weil es an professioneller Hilfe mangelt, sondern weil die Suche nach Behandlung Aktivität und Hartnäckigkeit erfordert. Genau diese Eigenschaften fehlen aber Depressiven; für sie bedeutet es einen enormen Kraftaufwand, die notwendigen Schritte zu unternehmen. Die Gefahr ist groß, dass sie sich schnell entmutigen lassen oder sich mit einer ungenügenden Behandlung zufrieden geben. Es gibt jedoch einige Anhaltspunkte, die die Suche nach Hilfe erleichtern und vor Enttäuschungen bewahren können.

Natürlich können Betroffene sich selbst keine Diagnose stellen und wissen oftmals nicht, ob sie wirklich an einer Depression leiden, und wenn ja, um welche Form es sich dabei handelt. Deshalb ist für den Einzelnen die Frage nur schwer zu beantworten: Medikamente und/ oder Psychotherapie? Große Vorbehalte herrschen nach wie vor den Ärzten gegenüber, die sich auf psychische Erkrankungen spezialisiert haben, den Nervenärzten und Psychiatern. Aus diesem Grund suchen sehr viele Menschen mit psychischen Problemen ihren Hausarzt oder – weil die körperlichen Beschwerden im Vordergrund stehen – den Internisten auf. Nervenärzte sind für »die Verrückten« da, und für verrückt will man nicht gehalten werden. Doch Hausarzt oder Internist sind nur in ganz seltenen Fällen die richtigen Ansprechpartner. Sie wissen in der Regel zu wenig über psychische Störungen, als dass sie Art und Schwere der Erkrankung richtig erkennen und dementsprechend Maßnahmen ergreifen könnten. Nicht von ungefähr sind es gerade

Hausärzte und Internisten, die bei depressiven Störungen viel zu häufig viel zu »harte« Medikamente einsetzen.[12] Die meisten Psychopharmaka werden von Allgemeinmedizinern (fast 60 Prozent aller Verschreibungen) und Internisten verschrieben (18,9 Prozent), während Nervenärzte am wenigsten Psychopharmaka verordnen (14,8 Prozent). Bei Letzteren ist die Gefahr also sehr viel geringer, eine falsche – oder gar überflüssige – medikamentöse Behandlung zu erhalten. Manche Nervenärzte haben auch eine zusätzliche Ausbildung als Psychotherapeut und können vor allem in Fällen von schweren Depressionen eine »zweigleisige« Behandlung anbieten: Medikamente plus Therapie.

Eine Einschränkung muss allerdings hier gemacht werden: Der Zusatztitel »ärztlicher Psychotherapeut« sagt nichts über die Qualität der angebotenen Therapie aus. Der Mediziner kann diese Qualifikation im Schnellverfahren erworben haben und im Grunde der therapeutischen Behandlung nicht sehr viel Wert beimessen. Dies ist ein Punkt, der durchaus im Erstgespräch, bevor Sie sich zur Behandlung entschließen, angesprochen werden sollte. Ein Nervenarzt, der selbst nicht psychotherapeutisch tätig ist, sollte im Idealfall mit einem Psychotherapeuten oder Psychologen zusammenarbeiten. Auch das könnte ein Auswahlkriterium sein.

Wenn Sie ganz sicher sind, dass Ihre Depression keine organische Ursache hat und wahrscheinlich eine Reaktion auf Ihre Lebensumstände oder konkreten Belastungen ist, dann brauchen Sie nicht unbedingt einen Nervenarzt zu konsultieren. Das gilt vor allem auch für all jene, die eine Abneigung gegen Psychopharmaka haben und ohne medikamentöse Unterstützung ihre Depression bekämpfen wollen. In solchen Fällen ist die Frage zu klären: Schaffe ich es alleine, oder will ich eine Psychotherapie machen? Wenn Sie sich für professionelle Hilfe entscheiden, sollten Sie zunächst für sich selbst abklären, was Sie erreichen wollen und welche Therapieform Ihnen am meisten zusagen könnte. Dabei müssen Sie immer auch berücksichtigen, dass nicht alle Psychotherapeuten von den Krankenkassen bezahlt werden. Grundsätzlich können Sie davon ausgehen, dass die Kosten für Psychoanalyse und Verhaltenstherapie (also auch für die Kognitive Therapie nach Aaron Beck) von den Kassen übernommen werden, wenn der Psychotherapeut/die Psychotherapeutin eine staatliche Approbation nachweisen kann, die seit Inkrafttreten des Psychotherapiegesetzes am 1.1.1999 für die Kostenerstattung durch die Krankenkassen notwendig ist. Am besten erkundigen Sie sich bei Ihrer Krankenkasse, für welche Therapie sie die Kosten übernimmt, bevor Sie sich für einen konkreten Therapeuten entscheiden. Die Krankenkassen haben meist auch Adressenlisten von Psychotherapeuten.

Zudem gibt es in jeder größeren Stadt psychotherapeutische Beratungsstellen, oftmals angeschlossen an die Universitätsklinik, wo Sie sich unverbindlich beraten lassen können und wo man Ihnen auch bei der Suche nach einem Therapeuten behilflich sein kann. Vorsichtig sollten Sie bei allen Angeboten sein, deren Seriosität Sie nicht nachprüfen können. »Lebensberater«, »Psychologischer Berater«, »Praktischer Psychologe« oder ähnliche Titel sind oftmals frei erfunden, und ihr Träger hat nicht unbedingt eine seriöse Ausbildung vorzuweisen. Auch bei der Wahl der Therapieform sollten Sie keine Experimente wagen. Das Risiko ist zu groß, wie der Psychotherapeut Eckhard Giese betont:

Wer die unkonventionellen Therapieangebote des freien Psychomarktes in Anspruch nehmen möchte, wie sie vornehmlich in den Inseratteilen der Stadtzeitungen angeboten werden, sollte sich darüber klar sein, dass er/sie dort kaum Besserung für tiefergreifende, womöglich jahre-

oder jahrzehntelang chronifizierte Probleme finden wird. Eine Therapiegruppe auf Gomera oder ein Schamanentreffen im Westfälischen können anregende spirituelle und geistige Anstöße vermitteln; ernste persönliche Probleme mögen sich unter dem Brennglas intensiver Gruppenarbeit noch verschärfen. Wer ... zum Beispiel die Primärtherapie für sich attraktiv findet, sollte sich angesichts des hohen Risikos solcher Veranstaltungen zumindest vergewissern, dass er an einen verantwortlich agierenden Therapeuten gerät.[13]

Wenn Sie dann einen Therapeuten gefunden haben, sollten Sie sich immer auf Ihr Gefühl verlassen. Es sagt Ihnen meist sehr klar, ob Sie sich bei einem Therapeuten wirklich wohl fühlen. Der Psychoanalytiker Tilmann Moser hat eine Reihe von Fragen zusammengestellt, die für das Erstgespräch mit einem Therapeuten – aber auch mit einem Nervenarzt – eine Entscheidungshilfe sein können:

Fühlst du dich erkannt, sogar auf neue Weise erkannt ... Hast du seine Augen gesehen ... Ist er unwillig, gereizt geworden ... Es wäre also gut, wenn du deine Gefühle geduldig überprüfst, und wenn du Zweifel hast, bitte um einen neuen Termin, das ist nicht unverschämt ... Wenn du Mühe hast, klare Gedanken zu fassen, versuche es schriftlich ... du bist ein freier Vertragspartner, selbst wenn du meinst, die Not zwinge dich zum raschen Zugreifen ... Hast du ihm eine einzige skeptische Frage stellen können ... Hast du also spüren können, ob er Zweifel, Kritik, Zögern ertragen kann?

Hast du dich wirklich verstanden gefühlt, etwas Neues über dich erfahren? Bist du einem taktvollen Menschen begegnet, der dich respektiert? Hast du für das Verstehen, für das Zuhören seelisch bezahlen müssen? Was ist dir gut, was ist dir merkwürdig vorgekommen? Fühlst du dich zu einem Arrangement gedrängt, das dir so recht nicht passt? War seine Haltung natürlich oder verkrampft? Offen oder befangen? Auf dich hin eingestellt oder einfach routiniert? Hast du wirklich das sagen können, was du wolltest? Konntest du deine eigenen Gedanken und Gefühle festhalten?[14]

Wenn Sie also mit einem »unguten Gefühl« nach einem Erstgespräch einen Therapeuten, eine Therapeutin oder einen Arzt verlassen, sollten Sie ruhig noch andere Adressen aufsuchen. Lassen Sie sich nicht von langen Wartezeiten zu einer schnellen Zusage drängen. Denn eine schlechte Therapie richtet mehr Schaden an als keine Therapie.

Wenn Sie schon sehr lange unter schweren Depressionen leiden, über längere Zeit hinweg Medikamente dagegen einnehmen und glauben, ohne diese Medikamente nicht mehr auskommen zu können, und wenn Sie das Gefühl haben, dass Ihr behandelnder Arzt Ihnen schon gar nicht mehr zuhört, dann sollten Sie sich einmal in einer der im Anhang aufgeführten Kliniken beraten lassen. Eine stationäre Behandlung ist keine Endstation oder Kapitulation, wie vielleicht viele denken, sondern kann durchaus einen Neuanfang bedeuten.

»Wegen Depressionen muss man nicht in die Klinik« oder: Das Konzept Depressionsstation

Die Gruppe ist vollzählig: Drei Männer und vier Frauen sitzen im Kreis, mitten unter ihnen der Therapeut. »Wie geht es Ihnen heute Morgen?« eröffnet er die Gruppensitzung und bekommt zunächst nur ein Schweigen als Antwort. Doch schließlich sagt eine junge Frau, die Hände fest zwischen die Knie gezwängt, als müsse sie sich selbst vor heftigen Bewegungen schützen: »Mir geht es heute gar nicht gut. Mir geht es schon lange nicht gut. Ich vernachlässige mich. Das größte Problem für mich bin ich selbst.« Während sie spricht, schaut sie vor sich auf den Boden, sitzt völlig unbeweglich.

»Ich habe schlecht geschlafen heute Nacht. Mir geht es nicht gut«, sagt nun der Mann neben ihr und versinkt danach sofort wieder in Schweigen. Eine ältere Frau fängt leise zu weinen an und bringt schließlich mühsam hervor: »Ich bin nun schon zum dritten Mal hier. Ich bin so verzweifelt. Ich bin eine richtige Niete.«

Scheinbar gleichgültig und unbeeindruckt hören die Gruppenmitglieder einander zu. Kein Wort, keine Geste des Trostes. Doch der äußere Eindruck täuscht: Sie sind alles andere als gleichgültig. Sie wissen, wovon der andere spricht, sie haben alle eine Erfahrung gemeinsam – die Depression.

Die Gruppenmitglieder sind Patienten der Depressionsstation des Psychiatrischen Landeskrankenhauses Ravensburg-Weißenau, der ältesten Einrichtung dieser Art in der Bundesrepublik. Inzwischen gibt es eine ganze Reihe dieser Stationen, und auch an psychosomatischen Kliniken wird mit einem ähnlichen Konzept gearbeitet.

Etwa 15 Prozent aller Depressiven gelten als chronisch krank, und von diesen wiederum müssen zwischen 10 und 15 Prozent ein- oder mehrmals in ihrem Leben stationär behandelt werden. Die so genannte »chronische Depression« unterscheidet sich von der akuten durch die Krankheitsdauer, den Schweregrad und Krankheitsverlauf und den Krankheitsbeginn. Meist erkranken die Betroffenen schon in frühen Jahren, oder eine Depression bleibt nach einer akuten Phase über Jahre hinweg bestehen. Die Symptome einer chronischen Depression sind sehr viel stärker ausgeprägt als bei akuten Depressionsphasen.

Menschen, die reaktiv depressiv sind, also zum Beispiel nach dem Tod eines Angehörigen, nach der Trennung vom Partner oder anderen belastenden Ereignissen erkranken, sind in der Regel kein Fall für die Klinik.

Der Diplom-Psychologe Wolfgang Kopittke, Therapeut auf der Ravensburger Depressionsstation, schildert am Beispiel der Familie D., wie sich eine Depression entwickeln und das Leben einer ganzen Familie beeinträchtigen kann:

Seit über neun Jahren befindet sich Frau D. wegen ihrer immer wieder auftretenden depressiven Krisen in ständiger ambulanter bzw. stationärer Behandlung. Ihre Angehörigen berichten, sie seien eine Familie, die es noch nie leicht gehabt habe: Zunächst habe die lange Pflegebedürftigkeit der Mutter von Frau D. alle in Atem gehalten; kurz nach deren Tod vor 17 Jahren seien dann Schwierigkeiten mit dem Sohn aufgetreten; doch auch dies habe man durchgestanden. Die in diesen Jahren bereits zeitweilig auftretenden Migräneanfälle mit eingehenden Rückzugstendenzen von Frau D. seien immer relativ rasch abgeklungen.

Nach einer dreiwöchigen Urlaubsreise nach Florida zu ihrer Schwester, bei der sie einen, im Vergleich zu ihrem, fast paradiesischen Lebensstil kennen lernte, habe Frau D. nach Hause zurückgekehrt schlagartig nicht mehr schlafen können; zunehmende Unruhe habe sie in der Wohnung hin und her laufen lassen, das Interesse an vielen früheren ablenkenden Aktivitäten habe nachgelassen, eine nicht klar erfassbare Ängstlichkeit sei aufgetreten, so dass sie den Hausarzt aufsuchte, der Frau D. wegen der Migräneanfälle mit Beruhigungsmedikamenten behandelt habe.

Nach kurzer Besserung seien die gleichen Schwierigkeiten in viel krasserer Ausprägung erneut aufgetreten, ihre innere und äußere Unruhe, das Verfallen in dumpfes Grübeln, das häufige Weinen und Klagen sowie Äußern von Selbstmordgedanken hätten zunehmend alle in der Familie hilflos gemacht. Die daraufhin erfolgte erste Einweisung in eine psychiatrische Klinik sei von allen wie ein Eingeständnis erlebt worden, es nicht gemeinsam geschafft zu haben. – Seit dieser Zeit hätten sich intensive ambulante und stationäre Behandlungen abgewechselt, die immer länger wurden, der letzte Aufenthalt fast sechs Monate ...

Die zahlreichen Kontakte zu Ärzten oder sonstigen Therapeuten seien enttäuschend gewesen; auf die Frage, wie man sich anders verhalten könne, habe man nur vage Antworten erhalten, so dass die Familie sich weitgehend allein gelassen gefühlt habe. Unterschiedlichste Medikamente in verschiedensten Kombinationen und Dosierungen seien ausprobiert worden; eine Änderung sei allenfalls kurzfristig aufgetreten, rasch habe sich der alte Zustand wieder eingestellt. Nach dem fast halbjährigen stationären Aufenthalt sei Frau D. in einer beinahe ähnlich schlechten Verfassung nach Hause entlassen worden, in der sie aufgenommen worden sei ...[2]

Die meisten Patienten, die auf eine Depressionsstation kommen, haben ähnliche Leidensgeschichten vorzuweisen. Viele sind bereits monate- oder gar jahrelang depressiv, und nicht wenige sehen in der Klinikeinweisung eine Endstation. Erst langsam begreifen sie dann meist, dass der Klinikaufenthalt eine Zäsur sein kann, ein Neuanfang. Vorausgesetzt, sie akzeptieren die Depression als eine Krankheit – was vielen schwer fällt, denn: »Man sieht ja nichts.«

Notwendig erschien die Einrichtung von Depressionsstationen, weil depressive Patienten in den Landeskrankenhäusern neben anderen psychischen Störungsbildern kaum auffielen. Depressive liefen immer Gefahr, von den Ärzten oder dem Pflegepersonal nicht genügend beachtet zu werden, denn Depression ist – anders als Suchterkrankungen oder Schizophrenie eine »stille« Krankheit. Professor Manfred Wolfersdorf, langjähriger Leiter der ersten Depressionsstation in der Bundesrepublik am Landeskrankenhaus Ravensburg-Weißenau, ist deshalb zusammen mit seinen Kollegen überzeugt davon:

1. *dass es für Depressive gut ist, wenn sie zusammengefasst auf einer Station sind – also ein eher moralisch-humanistisches Argument,*
2. *dass es therapeutisch sinnvoll ist, weil man für eine gesamte Station ein umfassendes Therapiekonzept entwickeln kann . . ., wobei Patienten gegenseitig als Modell, als Aktivatoren im Rahmen eines gruppendynamischen Mitnahme-Effektes und als Vermittler stellvertretender Hoffnung wirken können,*
3. *dass eine relativ homogene Gruppe auch günstigere Therapie- und Forschungsbedingungen bietet.*

Die Mitarbeiter auf einer Depressionsstation, Ärzte, Therapeuten und auch das Pflegepersonal, sind auf die besondere Struktur der Depression eingestellt. Sie arbeiten alle nach einem »psychotherapeutischen Basiskonzept«, das auf die Bedürfnisse Depressiver abgestimmt ist. Dieses Konzept verlangt von den Betreuern die Schaffung einer emotionalen Atmosphäre, in der der Patient sich akzeptiert und angenommen fühlen kann. Nähe zum Patienten soll hergestellt, Distanz abgebaut werden. Dazu gehört, dass jeder Patient von Anfang an in die Station integriert wird: Er bekommt eine so genannte »Bezugsperson« – das kann ein Mitglied des Pflegepersonals, aber auch ein Patient sein, der schon länger auf der Station ist –, die von Beginn seines Aufenthaltes an für ihn »zuständig« ist.

Neben dieser besonderen therapeutischen Haltung wird jedoch auch Wert auf »Aktivierung« gelegt. Gruppen- und Einzeltherapie gehören ebenso zur Behandlung wie sportliche oder künstlerische Betätigung, Entspannungstherapie oder sozialtherapeutische Gruppen, in denen angstbesetzte oder verlernte soziale Fähigkeiten wieder neu erworben werden können.

Hilfreich ist für die Patienten dabei, dass alle auf der Station das gleiche Problem haben. Es wirkt sich durchaus nicht depressionsverstärkend aus, wenn Depressive acht Wochen lang – das ist die durchschnittliche Aufenthaltsdauer – unter sich sind. Im Gegenteil: Die Ähnlichkeit der Erfahrungen schafft ein starkes Zusammengehörigkeitsgefühl und die Möglichkeit, endlich über alles ungeschützt sprechen zu können. Das Unverständnis und die Hilflosigkeit, mit der Angehörige, Kollegen oder Freunde auf depressive Menschen reagieren, müssen auf der Depressionsstation nicht ausgehalten werden. Hier werden Depressive in ihrem Erleben ernst genommen.

»Man muss warten, bis es vorbeigeht« oder: Wie man sich selbst helfen kann

Um von vornherein kein Missverständnis aufkommen zu lassen: Wer in einer schweren depressiven Phase steckt, hat kaum eine Möglichkeit, sich selbst ohne Hilfe von außen aus der Depression zu befreien. Und auch leichte depressive Verstimmungen können, solange sie akut sind, einen Menschen völlig lähmen. Wenn also von Selbsthilfe die Rede ist, dann darf das keineswegs mit Ratschlägen nach dem Motto: »Lenk dich einfach ab«, »Grübel nicht so viel« oder »Gönn dir mal was Schönes« verwechselt werden. Selbsthilfe kann sich immer nur auf die depressionsfreien Zeiten beziehen, in denen die Düsternis nicht völlig von einem Menschen Besitz ergriffen hat. Gerade diese Zeiten aber bieten eine Chance, sich selbst etwas gegen die Depression »abzupolstern«. Sicherlich wird man sich nicht selbst heilen können, aber man kann sich mit relativ einfachen Hilfsmitteln nach und nach so etwas wie eine »dickere Haut« zulegen, die langfristig hilft, der Depression nicht mehr nur passiv ausgeliefert zu sein. Auch Psychologen und Mediziner sind inzwischen davon überzeugt, dass selbst in einem psychisch schwer kranken Menschen noch Selbstheilungskräfte schlummern, die, wenn sie geweckt werden, die psychotherapeutische und medikamentöse Behandlung erheblich unterstützen können. So gilt das Augenmerk der Experten zunehmend diesem »Gesundheitswissen«, das jeder Mensch hat, das allerdings durch das medizinische Expertentum lange Zeit in Vergessenheit geraten war.

Der Psychotherapeut Richard O'Connor glaubt fest daran, dass »Menschen die Depression überwinden können, und dass sie – neben Psychotherapie und Medikamenten – selbst einen wichtigen Teil zur Genesung beisteuern können.«[1] O'Connor vergleicht depressiv Erkrankte mit Nichtschwimmern. Den einen fehlt die Fähigkeit, in tiefem Wasser zu überleben, die anderen wissen nicht, wie sie die »Tiefen« des Lebens meistern können. Schwimmen kann man lernen, mit Depressionen umgehen auch. Es gibt inzwischen vielversprechende Selbsthilfeprogramme, die können depressiven Menschen folgendes Handwerkszeug vermitteln:

- Weil Depressive auf selbstschädigende Weise mit ihren Gefühlen umgehen, sollen sie fühlen lernen.
- Weil Depressive oft zu negativ denken, sollen sie lernen, die Dinge optimistischer zu sehen.
- Weil Depressive unter Daueranspannung stehen, sollen sie lernen, das Leben entspannter anzugehen.
- Weil Depressive zum Rückzug neigen, sollten sie soziale Unterstützung suchen.

Fühlen lernen

Wer depressiv ist, weiß oft nicht mehr, was er fühlt, ob er überhaupt etwas fühlt. Seine Fühllosigkeit kommt für ihn »aus heiterem Himmel«, es gibt keinen Anlass. »Es liegt in der Schwermut etwas Unerklärliches. Wer Leid oder Kummer hat, weiß, weshalb er traurig oder bekümmert ist. Fragt man einen Schwermütigen, was der Grund seiner Schwermut sei, was als Last auf ihn drücke, so wird er antworten, ich weiß es nicht, ich kann es nicht erklären. Darin liegt die Unendlichkeit der Schwermut.« So beschreibt Sören Kierkegaard die Depression, unter der er selbst litt.[2]

Aufgabe einer Psychotherapie ist es, Depressiven den Zugang zu ihren Gefühlen zu ermöglichen. Doch auch sie selbst können etwas dazu tun, wie Richard O'Connor meint. Sie können herausfinden, was ihre Gefühlstaubheit ausgelöst hat und zwar mit Hilfe eines »Stimmungstagebuches«. Diesem Tagebuch sollten depressiv Erkrankte jeden Tag anvertrauen, was passiert ist: Wer hat was getan? Unter welchen Umständen ist es passiert? Welche Gedanken hatte ich dabei, welche Phantasien, Erinnerungen tauchten auf? Diese Aufzeichnungen werden depressiven Menschen zunächst schwer fallen, räumt O'Connor ein. Doch wenn sie nicht aufstecken, werden sie mit der Zeit Zusammenhänge zwischen Ereignissen und ihrer Depression entdecken. Sie werden lernen, die Geschehnisse bewusster wahrzunehmen und entdecken, dass ihre Depression nicht »aus heiterem Himmel« kommt, sondern in vielen Fällen einen Auslöser hat. Sobald ein Mensch merkt, dass seiner Depression bestimmte unterdrückte Gefühle zugrundeliegen, kann er den nächsten Schritt tun, und versuchen, die so ängstlich gemiedenen Gefühle auszudrücken.

Dies geschieht am besten schriftlich. Therapeut O'Connor rät: »Schreiben Sie jeden Tag, möglichst zur selben Zeit. Zensieren Sie nicht Ihre Gedanken oder Gefühle. Schreiben Sie spontan. Lesen Sie einmal die Woche, was Sie aufgeschrieben haben. Versuchen Sie, Gefühlsmuster zu erkennen.«

Viele Menschen haben in ihrer Jugend ein Tagebuch geführt, und manche erinnern sich vielleicht auch noch, welch große Bedeutung das tägliche Schreiben für sie hatte. Schreiben ist eine Art Selbstgespräch und kann ähnlich entlastend und klärend wirken wie ein Gespräch mit einem Freund.

Wer seine Gedanken und Gefühle zu Papier bringt, kann verhindern, von der Depression überflutet zu werden, und kann die Gefühle, die mit dem depressiven Zustand verbunden sind, aufdecken. Dazu ist es sinnvoll, das Schreiben etwas zu strukturieren und sich vor allem folgende vier Bereiche genauer anzusehen:

- *Wahrnehmen, was ist*: Was spüren Sie, was sehen Sie, was hören Sie? Rast Ihr Herz, haben Sie Bauchschmerzen, laufen Ihnen die Tränen über das Gesicht, oder fühlen Sie sich ganz taub und gefühllos?
- *Gefühle aufspüren:* In einem zweiten Schritt sollten Sie dann versuchen herauszufinden, was das, was Sie an sich beobachten können, für Sie bedeutet. Welche Gefühle kommen in Ihnen hoch, wenn Sie realisieren, was mit Ihnen vor sich geht? Sind Sie wütend auf sich, weil Sie wieder so niedergeschlagen sind? Denken Sie, das würde nie ein Ende nehmen? Fürchten Sie, Ihren Verpflichtungen nicht mehr nachkommen zu können?
- *Hinterfragen*: Wenn Sie sich über Ihre Empfindungen klar geworden sind, dann können Sie beginnen, Ihre Gefühle und die Situation zu hinterfragen: Warum geht es Ihnen jetzt wieder so schlecht? Wem nützt es, wenn Sie sich so elend fühlen? Was ist geschehen, bevor Sie depressiv wurden? Was meinen Sie, haben Sie falsch gemacht?
- *Bedürfnisse feststellen:* Wenn Sie wirklich ehrlich zu sich sind und nicht selbst Zensur üben, dann können Sie in einem letzten Schritt herausfinden, was Ihre wirklichen Bedürfnisse sind. Im Idealfall können Sie dann formulieren, was Sie brauchen und was Sie auf gar keinen Fall wollen, weil es Ihnen schadet. Der Schweizer Primärtherapeut J. Konrad Stettbacher, der diese vier Schritte entwickelt hat, verdeutlicht dieses Vorgehen am Beispiel einer jungen Frau, Ruth, die sich schriftlich mit ihren Gefühlen auseinander setzt:

Im ersten Schritt beschreibt Ruth die Situation wie folgt: »*Gestern fühlte ich mich durch die Anwesenheit eines Kollegen in meinem Raum derart aufgewühlt . . . Ich weiß nicht genau, was mich in deiner Gegenwart durch-*

einander bringt. Wenn du da bist, tritt alles andere in den Hintergrund. jede meiner Bewegungen tue ich unter Kontrolle, ich fühle mich beobachtet und verwirrt.«

Der Übergang zum zweiten Schritt ist fließend: *»Ständig fühle ich mich gezwungen, dir zu gefallen. Es macht mich so unsicher, nicht mehr frei handeln und denken zu können ... Mein Bedürfnis: du musst mich gut finden, mich beachten und gern haben, blockiert alles andere in mir. Ununterbrochen warte ich auf ein Zeichen von dir, das mir zeigt, wie groß dein Interesse an mir ist.«*

Der dritte Schritt beginnt mit den Fragestellungen: *Zum Beispiel: »Was hindert mich daran, dir meine Sympathie zu zeigen? Weshalb macht mich deine Gegenwart so unsicher? ... Die Angst, mir eine Blöße zu geben und abgewiesen zu werden, kann ich fast nicht ertragen. Du hast es gut. Du hast jemanden, zu dem du »gehörst«. Du hast es nicht unbedingt nötig wie ich, gehalten, geachtet und geliebt zu werden ... Immer mehr fühle ich mich dir gegenüber wie ein kleines Mädchen und verhalte mich auch so ... Du schüttelst deinen Kopf. Was ist denn los mit dir? Bist du das, Papa? Vermisst das kleine Mädchen in mir immer noch dich? Ist das immer noch mein ungestilltes Verlangen nach meinem Vater, bei dem ich mich anschmiegen kann? ... Bin ich so unsicher geworden, weil ich immer das Gefühl bekommen habe, ich dürfe nicht in deiner Nähe sein, du mögest das nicht, du mögest mich nicht?«*

Schon zeigt sich zwischendurch der vierte Satz, in dem Ruth sagt: *»Ich brauche es von dir, zu hören und zu spüren, dass du mich klug, lebhaft und hübsch findest und dass du stolz auf deine lebendige Tochter bist ... Wie sehr vermisse ich einen Papa zum lieb haben, dem ich auch nahe kommen darf, der mich streichelt, und mit dem ich schmusen und blödeln darf.«*[3]

In dieser verkürzten Fassung einer Selbstanalyse wird deutlich, wie ein scheinbar alltägliches Erlebnis diese junge Frau durcheinander bringt und in tiefe Verstimmung stürzt. Durch ihr systematisches Vorgehen vermeidet sie den Absturz in die Depression und kommt zugleich langsam den Wurzeln ihrer Unsicherheit auf die Spur.

Schreiben kann Therapie sein, das bestätigt auch der amerikanische Psychologe James W. Pennebaker.[4] In einer seiner zahlreichen Studien zum Thema forderte er seine Versuchspersonen auf, sich an drei bis fünf aufeinander folgenden Tagen 15 bis 30 Minuten Zeit zu nehmen, um über ein »emotional äußerst wichtiges Thema, das Sie und Ihr Leben stark beeinflusst hat« (so die Testanweisung) zu schreiben. Und die Versuchspersonen schrieben: über Liebeskummer, Todesfälle, über Situationen, in denen sie versagt hatten. Nach den »Schreibtagen« wurden die Teilnehmer nach ihrem Befinden gefragt. Sie fühlten sich erleichtert und werteten ihre Erfahrungen mit dem Schreiben als »wertvoll« und »bedeutsam«. Obwohl die Schreibphase als schmerzhaft erlebt wurde, verbesserten sich in der Zeit danach die Stimmung und das Wohlbefinden.

Warum hat Schreiben eine so positive Wirkung? James Pennebaker erklärt: Wenn Belastendes nicht in Worte gefasst wird (verbal oder schriftlich), wird es langfristig zu einem Stressfaktor. Dieser Stress schwächt das Immunsystem und erhöht dadurch das Risiko für psychische wie auch körperliche Erkrankungen.

Optimistischer denken lernen

Es gehört zu den Hauptmerkmalen der Depression, dass die Betroffenen es sich selbst niemals recht machen können. Ihre Erwartungen an sich selbst sind hoch – zu hoch.

Sie glauben, nur ein perfekt erreichtes Ziel als Erfolg bezeichnen zu dürfen, mit weniger geben sie sich nicht zufrieden. Depressionsexperte Aaron Beck liefert für diesen Perfektionszwang ein eindrucksvolles Beispiel:[5]

Einer seiner depressiven Patienten erzählt, er hätte eine Küche tapeziert, aber er sei nicht zufrieden damit. Der Therapeut fragt nach der Ursache seiner Unzufriedenheit.

Patient: »Weil das Blumenmuster nicht aneinanderpasst.«

Therapeut: »Haben Sie die Arbeit tatsächlich beendet?«

Patient: »Ja.«

Therapeut: »Ihre Küche?«

Patient: »Nein, ich half einem Nachbarn bei seiner Arbeit.«

Therapeut: »Machte er die meiste Arbeit?«

Patient: »Nein, eigentlich habe ich fast alles gemacht. Er hatte bis dahin noch nie tapeziert.«

Therapeut: »Ging sonst noch etwas schief? Haben Sie den Kleister ausgeschüttet? Viel Tapete kaputt gemacht? Eine große Unordnung zurückgelassen?«

Patient: »Nein, nein. Das einzige Problem war, dass das Blumenmuster nicht auf Kante gelegt war.«

Therapeut: »Wie weit waren denn die Blumenmuster auseinander?«

Patient (hält seine Finger etwa drei Millimeter auseinander): »Etwa so viel.«

Therapeut: «Bei jeder Tapetenbahn?«

Patient: »Nein . . . bei zwei oder drei.«

Therapeut: »Hat das sonst noch jemand bemerkt?«

Patient: »Nein. Mein Nachbar dachte eigentlich, es wäre Klasse.«

Therapeut: »Wenn Ihr Nachbar gleich gute Arbeit in Ihrer Küche geleistet hätte, was würden Sie sagen?«

Patient: »Sehr gute Arbeit!«

Dies ist ein sehr drastisches Beispiel dafür, wie depressive Menschen selbst dafür sorgen, dass sie sich schlecht fühlen. Das Gefühl, ständig Höchstleistungen bringen zu müssen, ist ein Bestandteil der »kognitiven Triade«[6]. Damit beschreibt Aaron Beck drei typische depressive Denkmuster, die das Selbstwertgefühl eines Menschen garantiert nachhaltig schädigen:

1. Negatives Denken über sich selbst: »Ich bin fehlerhaft, unzulänglich, benachteiligt.«
2. Fehlinterpretation von Ereignissen und Personen: »Wenn ich nicht ständig Hervorragendes leiste, tauge ich nichts.« »Wenn ich Erfolg habe, dann ist das Zufall, versage ich, dann bin ich selbst daran schuld.«
3. Negative Zukunftserwartungen: »Das schaffe ich niemals.« »Nie wieder werde ich glücklich sein.«

Diesen negativen Denkstrukturen kann in der Kognitiven Therapie wirkungsvoll begegnet werden. Aber auch die depressive Person selbst kann aus eigener Kraft lernen, weniger selbstschädigend zu denken. Der amerikanische Psychologe Martin Seligman hat ein Modell entwickelt, das sich sehr gut zur Selbsttherapie eignet: Die A-B-C-Methode. Die einzelnen Buchstaben stehen dabei für

Auslösendes Ereignis (A)
Bewertung des Ereignisses (B)
Gefühlsmäßige **C**onsequenz (C)

Die hinter dieser Methode stehende Philosophie lautet: Wie wir denken und was wir fühlen, hängt stark voneinander ab. Fühlen wir uns nach einem Ereignis depressiv, dann kann das an unserer unangemessenen, allzu pessimistischen Reaktion auf das Geschehene liegen.

Die A-B-C-Kette läuft immer ab, wenn wir mit negativen Ereignissen konfrontiert werden. Wichtig ist für Depressive, welche Qualität die eigene A-B-C-Kette hat und ob sie die einzig mögliche Reaktion darstellt. Beispiele für eine negative A-B-C-Kette:

A: Ihre Freundin hat Ihre Anrufe nicht erwidert, obwohl sie es versprochen hat.

B: Sie denken: »Die hat was gegen mich! Was habe ich nur gesagt, getan, dass Sie mich so links liegen lässt?«

C: Sie fühlen sich im Stich gelassen, deprimiert.

A: Sie schreien Ihr Kind an, weil es seine Hausaufgaben noch nicht gemacht hat.

B: Sie denken: Was bin ich doch für eine unbeherrschte Rabenmutter.

C: Sie fühlen sich scheußlich und schämen sich.

Das Selbstgespräch in diesen Gedankenketten ist pessimistisch, eine alternative Erklärung wird gar nicht in Erwägung gezogen, ein einzelnes Ereignis wird verallgemeinert. Wie anders fällt jedoch die Consequenz in den folgenden A-B-C-Ketten aus:

A: Die beste Freundin ruft nicht an.

B: Sie denken: Sie ist sicher überarbeitet oder hat Probleme, die ihr keine Zeit zum Telefonieren lassen. Ich werde sie einfach mal fragen, was los ist.

C: Sie rufen an und sind nach dem Gespräch erleichtert.

A: Sie schreien Ihr Kind an.

B: Sie denken: Ich bin heute wirklich überarbeitet.

C: Sie entschuldigen sich und ermahnen ihr Kind mit ruhigen Worten.

Der Unterschied zwischen beiden Gedankenketten zeigt: Was wir über eine Situation, eine Person oder uns selbst denken, das haben wir in der Hand. Wer zu ausschließlich pessimistischen Bewertungen neigt, fügt sich selbst unermesslichen Schaden zu und sollte lernen, immer mehrere Möglichkeiten mitzudenken.

Vor allem depressive Menschen sollten üben, mit sich selbst zu diskutieren: »Wie kommst du darauf, dass die Freundin nichts mehr von dir wissen will? Hast du handfeste Beweise dafür?« »Bist du wirklich gleich eine Rabenmutter, nur weil du aus erklärlichen Gründen die Geduld verloren hast?« Bei solchen Diskussionen wird man sehr schnell feststellen, dass sich vieles nur in der eigenen Phantasie abspielt und man auf der Suche nach Belegen nicht fündig wird.

Die A-B-C-Methode – angewandt bei Kindern

Martin Seligman hat in verschiedenen Studien nachweisen können, dass sich die A-B-C-Methode hervorragend eignet, um schon Kindern einen optimistischeren Denkstil beizubringen und damit der Entwicklung einer Depression vorzubeugen.[7]

Um Sohn oder Tochter mit der Methode vertraut zu machen, ist es notwendig, zunächst dem Kind die Funktion von Selbstgesprächen zu verdeutlichen. Das ist mitunter schwierig, weil vor allem Kinder unter 10 Jahren sich ihrer Selbstgespräche nicht bewusst sind. Deshalb rät Seligman zu »Trockenübungen«: Erklären Sie Ihrem Kind, dass jeder Mensch zu sich selbst spricht und dass das völlig normal ist. Zeigen Sie ihm an erfundenen Beispielen, wie solche Selbstgespräche ablaufen können:

– Andrea kommt vom Friseur nach Hause und ihre Frisur gefällt ihr gar nicht. Was wird sie wohl zu sich selber sagen, wenn sie sich im Spiegel sieht?

Sammeln Sie zusammen mit Ihrem Sprössling mögliche

Selbstgespräche und schreiben Sie diese auf Kärtchen: »Wie sehe ich denn aus?« »Man wird mich auslachen.« »Die wachsen wieder.« »Ich mache mir Strähnchen, dann sieht es flott aus.« Achten Sie darauf, dass das Kind sowohl positive als auch negative Reaktionen findet. Lassen Sie es dann ein fröhliches Gesicht zeichnen und ein trauriges. Fragen Sie Ihr Kind dann: »Wie fühlt sich Andrea, wenn sie negativ über ihre neue Frisur denkt? Wie geht es ihr, wenn sie sich keine Sorgen um ihr Aussehen macht?« Bitten Sie das Kind, die auf den Karten notierten Äußerungen einem der Gesichter zuzuordnen.

Hat Ihr Kind auf diese Weise den Zusammenhang zwischen Gedanken und Gefühlen erkannt, können Sie zu realen Beispielen aus seinem eigenen Leben übergehen. Sammeln Sie mit ihm gemeinsam Ereignisse, die schwierig waren: die schlechte Note, der peinliche Fehler beim Schulsport, die untreue Freundin ... Fragen Sie das Kind nach seinen Gedanken: Was ging ihm durch den Kopf? Welche Selbstgespräche hat es geführt? Wie hat es die Situation bewertet? Falls dem Sohn oder der Tochter nur negative, pessimistische Gedanken einfallen, suchen Sie gemeinsam nach alternativen Erklärungen.

Wichtig dabei ist, dass Sie die drei Merkmale eines positiven Erklärungsstils beachten:

- Schildern Sie negative Ereignisse als zeitlich begrenzt. Wenn die Freundin heute nicht mit ihrer Tochter spielen wollte, dann heißt das nicht, dass sie nichts mehr von ihr wissen will. Sagen Sie: »Heute hatte sie dazu keine Lust. Das ist nicht schlimm. Du wirst sehen, morgen freut sie sich wieder auf dich.«
- Machen Sie dem Kind klar, dass schlimme Erfahrungen Einzelfälle sind und nicht verallgemeinert werden sollten. Hat das Kind beim Abwasch eine Tasse zerschlagen, schimpfen Sie nicht: »Du bist immer so un-

geschickt!« Damit verallgemeinern Sie unzulässig, und das Kind lernt: »Ich tauge nicht.« Eine hilfreichere Reaktion im Sinne eines optimistischen Erklärungsstils ist zum Beispiel: »Heute bist du mit deinen Gedanken wohl ganz woanders. Das nächste Mal passt du besser auf.«
- Leiten Sie Ihr Kind dazu an, sich nicht für alles, was passiert, allein verantwortlich zu fühlen. Wenn die pubertierende Tochter keinen Freund findet, dann liegt das nicht, wie sie vielleicht glauben mag, an ihrem Aussehen, sondern möglicherweise haben die Jungs Schwierigkeiten mit ihrer Klugheit . . .

Martin Seligman rät Eltern, möglichst regelmäßig jeden Abend vor dem Schlafengehen mit den Kindern die Erlebnisse des Tages Revue passieren zu lassen und sie anzuhalten, möglichst viele unterschiedliche Erklärungen dafür zu finden.

Entspannter leben lernen

Danach gefragt, was ihnen hilft, wenn sie depressiv sind, gaben in einer Untersuchung 900 depressive Frauen ganz unterschiedliche Antworten.[8] Als besonders unterstützend empfanden die Frauen Gespräche mit verständnisvollen Menschen. Für ebenfalls wichtig hielten sie es, sich selbst über ihre Gefühle und ihre Lebenssituation klar zu werden und nach den Ursachen der Depression zu forschen. Aktivitäten, Hobbys, Sich-Zurückziehen, Weinen, die Gefühle aufschreiben, Schlafen und auch Sport sind weitere Möglichkeiten, die den Frauen halfen, aus der Depression herauszukommen.

Eine ganze Reihe psychologischer Untersuchungen hat inzwischen bestätigt, dass körperliche Aktivität, vor allem Joggen, antidepressive Wirkungen haben kann.[9] In einigen Kliniken ist das regelmäßige Laufen inzwischen zum festen Bestandteil des Therapieplans geworden, und auch niedergelassene Therapeuten fordern immer häufiger ihre depressiven Klienten zu einem gemeinsamen Waldlauf auf. Sie haben erkannt, dass körperliche Aktivität nicht nur dem Körper, sondern auch der Seele gut tut. »Durch ein regelmäßiges Bewegungstraining kommt es zu größerer Entspannung der Muskeln, Normalisierung der Atmung, besserer Durchblutung des Körpers und zu einer verminderten Erregung des sympathischen Nervensystems. Opiatähnliche Stoffe, Endorphine, werden vermehrt im Körper freigesetzt; sie wirken antidepressiv, hellen die Stimmung auf und vermindern Schmerzen ohne Nebenwirkungen«, schreibt der Psychologie-Professor und Psychotherapeut Reinhard Tausch. Wie viele andere ist auch er davon überzeugt, dass ein Lauftraining bei neurotischen Depressionen ebenso erfolgreich sein kann wie eine psychotherapeutische Behandlung.[10]

Ob die Lauftherapie auch bei schweren Depressionen helfen kann, ist umstritten. Manche Psychiater sehen dies als Quälerei an, denn es ist ja gerade ein Symptom schwerer Depressionen, nicht aktiv sein zu können – selbst wenn man wollte. Doch richtig eingesetzt, können Joggingprogramme auch schwer Depressive nach und nach wieder in Bewegung bringen. Der erste Schritt – im wahrsten Sinn des Wortes – kann da schon zum Erfolgserlebnis werden, das die Aktivität weiter fördert. Hilfreich ist dabei für den depressiven Menschen, wenn er bei seiner körperlichen Aktivität richtig angeleitet und begleitet wird. Wer für sich alleine ausprobieren will, ob ihm Laufen (oder auch eine andere Betätigung) gut tut, sollte dies in einer Zeit versuchen, in der es ihm besser geht. Regelmäßigkeit und Ausdauer sind dabei wichtiger als Höchstleistungen. Um nicht gleich nach dem ersten Versuch alles frustriert aufzugeben, ist es ratsam, sich gründlich vorzubereiten. Inzwischen gibt es auf dem Buchmarkt gute Ratgeberliteratur, die über richtiges Laufen oder sinnvolle körperliche Aktivität informiert. Und natürlich sollte vor dem Start mit dem behandelnden Arzt die individuelle Belastbarkeit abgeklärt werden.

Wie eingangs beschrieben, ist die Depression auch eine Stresskrankheit. Körper und Seele sind in ständiger Alarmbereitschaft, die Fähigkeit, sich abzureagieren, zur Ruhe zu kommen, fehlt depressiven Menschen in sehr viel größerem Maße als nichtdepressiven. Eine Entdeckung des Harvard-Professors Herbert Benson hat sich hier gerade für depressive Menschen als besonders segensreich erwiesen. Benson stellte fest: Wir besitzen eine angeborene Fähigkeit zu entspannen.[11] Leider haben wir diese Fähigkeit im Laufe der Jahrhunderte immer mehr verlernt und benötigen nun bestimmte Methoden, um die »Entspannungsreaktion« auszulösen. Aber: Jeder kann lernen, die Entspannungsreaktion hervorzurufen, und man braucht dazu keine teuren und aufwendigen Kurse zu besuchen. Alles, was man aufbringen muss, ist Geduld. Man sollte sich ein paar Wochen Zeit nehmen, bis die wohltuende Wirkung spürbar wird.

Der einfachste Weg zur Entspannung führt über folgende Stufen:

1. Wählen Sie ein Wort, einen Begriff, ein Gebet, das Sie als Fokus verwenden wollen.
2. Sitzen Sie ruhig in einer bequemen Haltung.
3. Schließen Sie die Augen.
4. Entspannen Sie die Muskeln.
5. Atmen Sie langsam und natürlich, wiederholen Sie Ihr Fokuswort jedes Mal beim Ausatmen.
6. Wenn Ihre Gedanken wandern, lenken Sie sich auf den Fokus zurück.
7. Halten Sie diese Übung 10 bis 20 Minuten durch.

8. Wenden Sie diese Methode mindestens einmal, besser zweimal täglich an.

Eine andere Methode, die Entspannungsreaktion auszulösen, ist die so genannte »Gehmeditation«:

Nehmen Sie sich zehn Minuten Zeit. Suchen Sie sich einen Platz, an dem Sie ungestört sind. Setzen Sie langsam einen Fuß vor den anderen, rollen Sie den Fuß von der Ferse zum Zeh langsam ab. Konzentrieren Sie sich auf die Empfindungen, die das Gehen und die Berührung der Fußsohle mit dem Boden hervorrufen. Wenn Gedanken kommen: akzeptieren, loslassen und sich wieder auf die Füße konzentrieren.

Die psychischen Wirkungen dieser so einfach anmutenden Methode sind »enorm«, wie Herbert Benson berichtet: Neben vielen körperlichen Problemen lassen sich auch »Angst und leichte oder mittlere Depressionen vermindern«. Durch die Entspannungsreaktion wird der »alltägliche Fluss der Gedanken unterbrochen, diese fürchterlichen Denkschleifen, die uns verrückt machen: Was ist, wenn . . ., sollte ich nicht besser . . ., hätte ich nicht . . .«, erklärt Benson. »Ich nenne das *awfulizing* – Herumwühlen in schwarzen Gedanken.«

Auch andere Formen der Entspannung können bei leichten bis mittelschweren Depressionen eine gute Selbsthilfe sein. Neben autogenem Training, Muskelentspannung und Atemübungen haben sich vor allem auch Hatha-Yoga-Übungen als hilfreich herausgestellt. Wie Reinhard Tausch feststellt, konnte die positive Wirkung von Entspannung immer wieder in Untersuchungen nachgewiesen werden.[12]

Hatha-Yoga-Übungen, so schreibt er, »sind sehr sanfte, sehr langsame Übungen, die niemals über die Schmerzgrenze hinausgehen; geeignet für jedes Alter. Warum sind sie so wirksam? Einmal werden durch die sehr langsamen Übungen unsere Muskeln gedehnt. Das bedeutet bessere Durchblutung und damit Ernährung von Zellen ... Ferner: Durch die langsamen Bewegungen normalisiert sich unser Atem. Durch Angst und Erregung verändert sich unser Atem, und häufig behalten wir diese Veränderung, ohne es zu wissen, bei. Normalisieren wir unseren Atem, dann ist eine sehr bedeutsame Folge, dass zugleich über das Atemzentrum sich unsere Gefühle verändern, beruhigen. Sodann: Wenn sich unsere gesamte Körpermuskulatur entspannt, dann fühlen wir uns auch seelisch entspannter, gelassener, weniger gereizt.«

Soziale Unterstützung

Aus Studien des amerikanischen Psychologen James Pennebaker wissen wir, dass Menschen, die über lange Zeit hinweg mit niemandem über ihre Probleme und Sorgen sprechen können, häufiger psychisch oder körperlich erkranken. Wer kritische Lebensereignisse immer alleine bewältigen will oder muss, wer keine Unterstützung von anderen erfährt und auch nicht darüber reden kann, wird auf lange Sicht diesem Stress nicht standhalten und erkranken. Ein wichtiger Pfeiler psychischer Gesundheit ist die Fähigkeit, seine Sorgen und Probleme mit anderen zu teilen.

Gerade depressive Menschen aber glauben oft, mit niemandem über ihre Situation sprechen zu können. Sie ziehen sich immer mehr von anderen zurück. Wer aber nach dem Motto lebt »Wie's innen drin aussieht, geht niemanden etwas an« benötigt ungeheuer viel Energie und Kraft. Deshalb empfehlen Depressionsexperten allen Betroffenen: Reden Sie, auch wenn es schwer fällt. Wählen Sie dazu ganz gezielt eine Person aus, von der

Sie glauben, dass sie Ihre Sorgen richtig einschätzen und ertragen kann.

Wer keinen solchen Menschen in seiner Umgebung findet, für den können möglicherweise Selbsthilfegruppen eine wertvolle Hilfe sein. »Viele Menschen haben nicht die Gelegenheit, über ihr Problem zu sprechen. Weder in der Familie, noch bei der Arbeit. Da kommen sie in die Gruppen und sind glücklich, endlich mal darüber sprechen zu können«, so die Erfahrung von Horst, der seit 1983 Mitglied der Selbsthilfegruppe »Emotions Anonymous« (EA) ist. Mehr als 300 dieser Gruppen gibt es inzwischen in der Bundesrepublik, in denen sich Männer und Frauen treffen, »die ihre ganze Kraft und Hoffnung miteinander teilen, ihre emotionalen Probleme zu lösen«, wie es im EA-Programm heißt. »Es gibt dort kein Feed-back, keine Ratschläge. Die Menschen, die dort hinkommen, die wollen oftmals nichts hören. Sie sind hinlänglich mit Ratschlägen versorgt worden. Die wollen einfach nur reden, wollen, dass man ihnen zuhört«, erklärt Anna, die seit sechs Jahren EA-Erfahrung hat. »Sie helfen sich, indem sie dort hingehen, ihre Probleme loswerden können, durchs Sprechen und auch durchs Zuhören. Indem sie zuhören, erkennen sie plötzlich, ich bin ja gar nicht allein, den anderen geht es ja auch so.« Ein Effekt, den auch Horst, seit 1983 bei EA dabei, bestätigen kann. »Wenn ich über mein Problem sprechen kann, dann befreit das. Man erkennt dann sein eigenes Problem besser. Man wird nicht unterbrochen, es gibt keine Gegenfragen und auch keine Antworten. Das bringt einen dazu, dass man sich voll auf sich konzentrieren und lernen kann, sein Problem besser zu verstehen. Wenn dann der Nächste dran ist, dann kann man sich dessen Erfahrungen zu Nutze machen. Einer lernt vom anderen.«

Anna und Horst wissen aus eigener Erfahrung, dass schon die Vorstellung, die eigenen vier Wände zu verlassen, depressive Menschen erschreckt. Horst musste in der Anfangszeit immer von einem anderen Gruppenmitglied ermutigt werden, in die Gruppe zu kommen. Heute weiß er: »Auch wenn es einem schlecht geht, sollte man in die Gruppe gehen. Es geht einem hinterher immer besser.«

Ein Satz, der für alle Selbsthilfemassnahmen gilt, die Depressive ergreifen können. Wer depressiv erkrankt ist, denkt möglicherweise bei diesen Hinweisen zur Selbsthilfe: »Das kann ich nicht!« Verständlich. Denn ein Merkmal der Depression ist es ja gerade, dass sie die Betroffenen lähmt und völlig inaktiv werden lässt. Doch selbst in einer schweren Depression gibt es immer Zeiten, in denen »etwas geht«. Diese Phasen gilt es zu nutzen. Sie sollten nicht aus Angst vor der nächsten Depressionswelle ungenutzt vorübergehen. Annas Erfahrung: »Die Depression kommt und geht in Wellen. Aber wenn man sich auf dem Weg der Besserung befindet, werden die Abstände immer größer.«

TEIL III:
Depression –
Der Kranke
und die anderen

»Reiß dich zusammen« oder: Warum Depressive nicht wollen können

Einem depressiven Menschen auf die Schulter zu klopfen und zu sagen: »Es wird schon wieder, reiß dich ein bisschen zusammen«, ist vergleichbar widersinnig wie die Aufforderung an einen Diabetiker, sein Körper solle mehr Insulin produzieren. Doch gerade die nächsten Angehörigen, aber auch Freunde, Bekannte oder Kollegen reagieren auf das Verhalten eines Depressiven häufig mit solchen Ratschlägen. Was allerdings durchaus verständlich ist, wenn die Betroffenen nicht vollständig über das Wesen der Depression aufgeklärt worden sind. Depressive wirken auf andere Menschen häufig so, als ob sie sich mit Absicht gehen lassen, als könnten sie mit etwas mehr Willenskraft ihren Zustand durchaus beenden. »Mir wird immer wieder gesagt: Es wird schon alles wieder gut, es kommen auch bessere Zeiten«, sagte Rahel Beglinger. »Dann werde ich meistens still, sage nicht mehr viel.« Ratschläge und Aufforderungen dieser Art gehen an der Wirklichkeit depressiver Menschen völlig vorbei. Sie würden sich durchaus gerne zusammenreißen wollen – sie können es nur nicht. Gerade das Nicht-wollen-Können ist ein wesentliches Merkmal der Depression. Je mehr man an den Willen appelliert, desto deutlicher wird den Erkrankten, dass sie mit ihrem Willen alleine nichts mehr ausrichten können.

Ebenso falsch wie Durchhalte-Appelle sind Hinweise auf Ablenkung. Vorschläge wie »Geh doch spazieren«, »Schau dir einen Film an«, »Ruf doch jemanden an« legen wiederum nur den Finger auf den »wunden« Punkt:

Der Depressive würde ja wollen, doch er kann die Energie nicht aufbringen, die für all diese Tätigkeiten notwendig wäre.

All die gut gemeinten Ratschläge und Aufforderungen geschehen natürlich in bester Absicht und sind häufig auch ein Zeichen dafür, dass sich die Angehörigen überfordert und hilflos fühlen. Ärzte und Therapeuten versäumen es meist, die Angehörigen so weit in die Behandlung mit einzubeziehen, dass sie die Reaktionen und Möglichkeiten des Erkrankten richtig einschätzen lernen. Zunehmend wird jedoch erkannt, wie notwendig die Aufklärung und Betreuung der Menschen ist, die mit einem Depressiven zusammenleben. Denn sie sind mit betroffen. Sie benötigen ebenso Hilfe und Unterstützung wie der Depressive; wenn sie diese erhalten, können sie einen erheblichen Beitrag zur Besserung leisten.

Was also kann man Angehörigen und Freunden von Depressiven raten? Manfred Wolfersdorf, Leiter der Klinik für Psychiatrie und Psychotherapie am Bezirkskrankenhaus Bayreuth, hat in seiner langjährigen Arbeit mit Angehörigen immer wieder beobachtet, wie nahe stehende Menschen mit Depressiven umgehen. Er hat in neun Punkten zusammengestellt, welches Verhalten falsch, welches empfehlenswert ist[2]:

Falsch ist

1. *eine therapeutische Haltung*
2. *den Depressiven übermäßig zu umsorgen und einzuengen*
3. *den Depressiven misstrauisch und ängstlich zu überwachen*
4. *auf die Schulter zu klopfen und zu sagen: »Es wird schon wieder«*
5. *aggressiv und ablehnend zu reagieren*

6. *sich mit dem Depressiven zu streiten, wer denn nun Recht habe*
7. *sich selbst zu überfordern und zu überschätzen*
8. *dem Depressiven allzu viel Optimismus vorzuspielen, oder umgekehrt, in Hoffnungslosigkeit zu verfallen*
9. *sich von dem depressiven Denken und den Stimmungen des Kranken anstecken und herabziehen zu lassen.*

Richtig ist

1. *sich nach Möglichkeit einfühlend und verständnisvoll zu verhalten*
2. *dem Depressiven – wie einem körperlich Kranken – Zuwendung zu geben*
3. *Nähe herzustellen, aber auch genügend Distanz zu halten*
4. *Geduld mit sich selbst und dem Kranken zu haben*
5. *Hilfe in Anspruch zu nehmen und zu akzeptieren*
6. *keine falschen Gefühle vorzuspielen. Eigene Aggressionen und Enttäuschungen erkennen, zulassen, aber nicht ausleben*
7. *den Depressiven zu loben, wenn er nicht depressive Äußerungen macht und sich aktiv verhält*
8. *den Depressiven zu (gemeinsamer) Aktivität auffordere, aber nicht über- oder unterfordern*
9. *den Tag gemeinsam mit dem Depressiven einteilen und planen.*

Das sind hohe Anforderungen. So absolut, wie sie hier stehen, werden sie in der Realität nicht immer zu erfüllen sein. Denn wenn ein Familienangehöriger an Depression erkrankt, dann bedeutet das immer auch grundlegende Veränderungen für die gesamte Familie. Die Gesunden müssen für den Kranken sorgen, aber gleichzeitig sollen die alltäglichen und beruflichen Verpflichtungen nicht vernachlässigt werden. Dies ist eine ungeheure Belastung, die die Angehörigen an den Rand der Erschöpfung treiben kann. Gefühle wie Wut und Aggression dem Kranken gegenüber bleiben dann meist nicht aus. Werden sie ausgelebt, folgen Schuldgefühle. Manchmal geraten die Angehörigen selbst in einen depressiven Zustand, weil sie die ständige Niedergeschlagenheit nicht ertragen können oder das Verhalten des Depressiven fehlinterpretieren. Das ist häufig in Paarbeziehungen der Fall, wenn sich der Gesunde vom Kranken im Stich gelassen fühlt.

Der Verlagsangestellte Willy Sommer hat diesen Prozess bei sich beobachten können:

Als ich noch nicht wusste, dass meine Frau unter Depressionen leidet, habe ich gedacht, dass sie sich von mir zurückziehen will. Denn alle Versuche, diese Wand zu durchbrechen, waren erfolglos. Sie gab nur einsilbige Antworten, war irgendwie abwesend und in Gedanken scheinbar ganz woanders. Zunächst versuchte ich mit ganz direkten Fragen wie »Was ist denn los mit dir« oder »Hast du irgendwas gegen mich?« herauszufinden, ob ich durch mein Verhalten Gründe für diesen Rückzug geliefert habe. Mehr und mehr aber empfand ich dann, dass, was immer ich getan haben könnte, es einen solchen Rückzug nicht rechtfertigte. Weil ich ja bereit war, über meinen möglichen Anteil an diesem Rückzug und an dieser Verstimmung zu sprechen, aber im Grunde keine Reaktion erhielt, wurde ich dann von Mal zu Mal wütender. Ich habe ihr Vorwürfe gemacht, zum Beispiel den, dass sie abweisend und gefühlskalt sei. Was den Effekt hatte, dass sie sich nur noch mehr zurückzog und noch verschlossener wurde. Ich fühlte mich isoliert und geschnitten und habe mich gefragt, ob sie überhaupt noch etwas für mich empfinden kann, oder ob hinter ihrem Verhalten nicht was ganz anderes steckt. Hat sie kein Interesse mehr an mir, liebt sie mich nicht mehr? Ich habe mich gekränkt und zurückgewiesen gefühlt, manchmal sogar lästig oder aufdringlich.

Eine Zeitlang habe ich gedacht, sie muss mir doch erklären können, was los ist, warum tut sie es denn nicht? Irgendwann habe ich dann eingesehen, dass Fragen und Zureden überhaupt nichts bringen und eher einen noch stärkeren Rückzug bewirken. Irgendwann habe ich mich dann, um mich nicht selbst so zu quälen, auch zurückgezogen, um mich zu schützen und abzulenken.

Trotzdem kam in mir allmählich die Angst auf, es mit einer regelrechten seelischen Krankheit zu tun zu haben. Ich hatte vor allem davor Angst, dass diese Zustände zunehmen würden und allmählich unsere Liebe und unsere Partnerschaft zerstören könnten. Morgens aufzuwachen und mit jemandem konfrontiert zu sein, der tieftraurig und niedergeschlagen ist, macht einen selbst nicht gerade fröhlich. Die Gedanken beginnen immer mehr um dieses Problem zu kreisen, und allmählich erfasst einen die Angst, dass man selbst in diesen Sog von Traurigkeit, Hoffnungslosigkeit und Niedergeschlagenheit hineingezogen wird.

Nicht selten schämen sich Angehörige aber auch, dass ausgerechnet in ihrer Familie eine psychische Krankheit vorkommt.

Oftmals suchen sie die Schuld bei sich – oder in der Familiengeschichte – und versuchen die »Schande« vor Nachbarn, Kollegen und Freunden geheim zu halten. So hat beispielsweise Erika Schönfelder jahrelang die Depression ihres Mannes als »Herzkrankheit« ausgegeben, um bei den Nachbarn nicht »ins Gerede« zu kommen. Durch diese Lüge hat sie sich jedoch auf Dauer so isoliert, dass sie unter der Pflegebelastung schließlich zusammenbrach und selbst Hilfe benötigte.

Über Jahre hinweg musste ich mich um alles kümmern. Ob es der Haushalt war, die Kindererziehung, und einen Beruf hatte ich ja auch noch. Das Schlimmste aber war, dass ich niemanden mehr zu mir nach Hause einlud. Mit der Zeit fanden die Bekannten das natürlich komisch. Denn warum soll ein Herzkranker keinen Besuch ertragen können? In Wirklichkeit hätte ich es nicht ertragen, dass sie ihn in so einem Zustand sehen: so lethargisch. Er hätte doch mit denen gar nicht reden wollen und können. So haben sich dann fast alle von mir zurückgezogen. Und dann, letzten Sommer, konnte ich dann nicht mehr. Ich habe richtige Hasstiraden auf meinen Mann losgelassen, ich habe getobt und geschrien – und dann nur noch geweint. Der Arzt meint, das wäre ein handfester Nervenzusammenbruch gewesen.

Wenn Angehörige nicht über die Art der Erkrankung aufgeklärt werden, geraten sie in einen Teufelskreis, der schließlich in der totalen Erschöpfung enden muss. Das Beispiel einer Familie, in der die Mutter an Depression erkrankt war, zeigt dies deutlich: Jeden Morgen bemühten sich ihr Ehemann und die Kinder ganz besonders um sie. Sie redeten ihr gut zu, aus dem Bett aufzustehen, sich zu waschen und etwas zu frühstücken. Doch je mehr sie auf sie einredeten und sie zu motivieren versuchten, desto energieloser und ablehnender verhielt sich die Mutter. Im Laufe des Tages besserte sich dann ihre Verfassung, was für manche Depressionen typisch ist: Am Morgen ist es am schlimmsten, tagsüber kommt es zu einer Stimmungsaufhellung, und am besten fühlen sich die Kranken am Abend. So auch diese Mutter. Wenn sie abends mit der Familie zusammen aß, fühlten sich Kinder und Ehemann in ihren Bemühungen und Anstrengungen bestätigt. Doch wenn am nächsten Morgen wieder alles beim Alten war, war die Enttäuschung groß. Wieder strengten sie sich ungeheuer an, auf die Mutter einzugehen, wieder schienen sie Erfolg zu haben – und wieder war alle Hoffnung am nächsten Tag zunichte. Wut, Aggression und grenzenlose Erschöpfung bleiben nicht aus, wenn die Angehörigen in der Pflege depressiver Menschen allein gelassen werden.

Jeder behandelnde Arzt, Psychotherapeut oder Psychologe sollte daher immer auch die Angehörigen in den Behandlungsplan mit einbeziehen. Tut er das nicht von sich aus, dann sollten die Angehörigen das von ihm verlangen. Auf den »Depressionsstationen« gehört die Arbeit mit den Angehörigen längst zum Konzept. Diese Kliniken bieten so genannte »Angehörigen-Gruppen« an, in denen Informationen über die Depression und den richtigen Umgang mit den Erkrankten gegeben werden, in denen die Angehörigen aber auch lernen, aus lauter Rücksicht auf den Kranken sich selbst nicht aus den Augen zu verlieren.

Wenn der Depressive ambulant behandelt wird, dann ist es für die Angehörigen hilfreich, sich mit anderen Betroffenen in Selbsthilfegruppen zusammenzutun (Adressen im Anhang). Denn die Haltung »Ich schaffe das schon allein« ist für Angehörige ebenso falsch wie für die an Depression Erkrankten.

»Man kann es ihnen nicht recht machen« oder: Die Beziehungen depressiver Menschen

Depressive Menschen dürften eigentlich keine einsamen Menschen sein – immer wieder wird in der Literatur auf die »besondere Beziehungsfähigkeit« Depressiver hingewiesen, und es werden ihnen äußerst positive Eigenschaften zugeschrieben. Depressive, so heißt es, seien gewissenhaft, pflichtbewusst, solidarisch, treu, hilfsbereit, einfühlsam, sie seien bereit zum Mitleiden mit anderen, würden sich immer verantwortlich fühlen, Aggression sei ihnen fremd, und sie seien ständig in Gefahr, sich überfordern zu lassen.

Doch trotz dieser »positiven« Eigenschaften zieht sich die Einsamkeit wie ein roter Faden durch das Leben depressiver Menschen. Wie ist diese Diskrepanz zu erklären?

Sosehr sie sich auch um andere kümmern mögen, Depressive bekommen meist nicht annähernd die Zuwendung, die sie sich wünschen.

Selbst wenn liebende, wohlwollende Menschen um sie herum sind, gibt ihnen das nicht genügend Sicherheit. Denn ihre Erwartungen an die anderen sind, bedingt durch die frühkindlichen Entbehrungen, so groß, dass sie selbst von einem sehr liebenden Menschen nicht erfüllt werden können.

Der Psychiater Raymond Battegay schreibt: »Der Depressive bleibt, auch wenn viele ihn aufmerksam umgeben, stets ein Einsamer und Isolierter, da er deren Nähe nur verspüren könnte, wenn sie sich ihm dauerhaft total (fusionär) gäben. Er befindet sich oft in der Situation eines Menschen, der Helfende nahe sieht, sich aber durch eine Glaswand von ihnen getrennt weiß, er kann die Unmittelbarkeit des Da- und Miteinanderseins nicht erleben, da er nur bei einem totalen Einssein mit dem anderen solches erfahren könnte.«[1] Erlebt ein Mensch immer wieder, dass die gewünschte Nähe zu Menschen nicht erreicht werden kann, oder muss er ständig Erfahrungen sammeln, die die Schmerzen seiner Kindheit neu spürbar machen, wird er sich immer mehr zurückziehen, sich ungeliebt und auch nicht liebenswert finden. Sein Selbstwertgefühl und sein Selbstbewusstsein, die ohnehin nicht besonders stark ausgeprägt sind, werden immer geringer.

Denn die Liebe, die depressive Menschen im Grunde suchen – die frühe, bedingungslose Liebe der Eltern –, können sie als Erwachsene niemals bei einem anderen finden. Sosehr sie sich auch um andere kümmern und sich selbst mit ihren Bedürfnissen in den Hintergrund stellen, immer bleibt das Gefühl, ungeliebt und minderwertig zu sein. Da die Zuwendung des anderen so lebenswichtig erscheint, wagen es depressive Menschen kaum, Kritik zu üben oder sich gegen Zumutungen anderer zu wehren. Besonders fatal wirkt sich das in Paarbeziehungen aus: Aus Angst vor Liebesverlust passt sich der Depressive ganz dem Partner an, ordnet seine Bedürfnisse den Bedürfnissen des anderen unter – und wird so nicht selten zum Gefangenen einer Beziehung, die seine Depression nur fördert. Der Psychoanalytiker P. C. Kuiper beschreibt die Lähmung, die depressive Frauen oder Männer in ihren Partnerschaften oder auch in Beziehung zu anderen Menschen häufig erleben:

Ebenso wenig wie ein Säugling sich von der Mutter losmachen kann, ist der depressive Patient fähig, sich von einer frustrierenden Figur zu befreien, an die er gebunden ist . . . Wir können unserer Betrachtung mehr Kon-

turen geben, wenn wir die depressiven Erscheinungen mit den Reaktionen gesünderer Menschen vergleichen. Was tut ein gesunder Mensch? ... Wenn jemand ... durch eine geliebte Person enttäuscht oder geärgert wird ... jemand, der gesund ist, wird dann böse, dabei schreibt er nicht alle Schuld sich selber zu, sondern kann sehen, wo der andere gefehlt hat. Es gibt Situationen, in denen man das Böse-Sein äußern kann, und diese Äußerung ist dann zugleich ein Appell an den anderen, sein Verhalten zu ändern. Stellt sich heraus, dass der Appell an den anderen vergeblich ist, weil er uns quälen will, dann müssen wir den anderen loslassen können ... Das Abbrechen einer Bindung setzt Erwachsensein voraus, infantile Gebundenheit kann man nicht brechen. Erwachsensein bedeutet hier insbesondere, über Aggression verfügen zu können, über einen gesunden Selbsterhaltungstrieb, das Gefühl, auf eigenen Beinen stehen zu können ...[2]

Frauen sind, wie gezeigt, von Depressionen doppelt so häufig betroffen als Männer. Und es sind vor allem Frauen, die – oft bis zur Selbstverleugnung – in für sie unbefriedigenden Beziehungen verharren oder sich und ihr Leben ganz in den Dienst eines anderen Menschen stellen.

Dass das Buch von Robin Norwood »Wenn Frauen zu sehr lieben« ein Bestseller werden konnte, ist eine indirekte Bestätigung für den Zusammenhang zwischen weiblicher Depression und Partnerwahl. Frauen, die »zu sehr lieben«, haben, wie Norwood in ihrer therapeutischen Praxis immer wieder beobachten konnte, typische Erfahrungen und typische Merkmale – Merkmale, die nicht nur »typisch für Frauen, die zu sehr lieben«, sondern grundsätzlich typisch für depressive Menschen sind:

1. *Im typischen Fall stammen Sie aus einem gestörten Elternhaus, in dem Ihren emotionalen Bedürfnissen nicht entsprochen wurde.*
2. *Sie haben selbst wenig Fürsorglichkeit erfahren und versuchen nun, dieses ungestillte Bedürfnis ersatzweise zu befriedigen, indem Sie besonders fürsorglich sind, vor allem Männern gegenüber, die in gewisser Hinsicht als hilfsbedürftig erscheinen.*
3. *Weil es Ihnen nicht gelang, die liebevolle, zärtliche Zuwendung, nach der Sie sich gesehnt haben, von Ihrem Vater und/oder Ihrer Mutter zu bekommen, reagieren Sie unbewusst auf den vertrauten Typus »emotional nicht zugänglicher Mann«, den Sie wieder durch Ihre Liebe zu ändern versuchen.*
4. *Weil Sie so große Angst davor haben, verlassen zu werden, würden Sie alles tun, um zu verhindern, dass eine Beziehung auseinander bricht.*
5. *Fast nichts macht Ihnen zu viel Mühe, nimmt zu viel Zeit in Anspruch und ist Ihnen zu teuer, wenn es dem Mann »helfen« kann, mit dem Sie zusammen sind.*
6. *Mangel an Liebe in persönlichen Beziehungen ist Ihnen so vertraut, dass Sie willens sind, zu warten, zu hoffen und sich noch mehr darum zu bemühen, dem anderen zu gefallen.*
7. *Sie sind bereit, in jeder Ihrer Beziehungen weitaus mehr als die Hälfte der Verantwortung und Schuld zu übernehmen.*
8. *Der Grad Ihrer Selbstachtung ist alarmierend niedrig, und im Innersten glauben Sie nicht, dass Sie es verdienen, glücklich zu sein. Vielmehr glauben Sie, Sie müssten sich das Recht verdienen, das Leben zu genießen.*
9. *Sie haben das verzweifelte Bedürfnis, Ihren Partner und generell Ihre Beziehungen zu kontrollieren, weil Sie in Ihrer Kindheit wenig Sicherheit erlebt haben. Ihre Bemühungen, Menschen und Situationen unter*

Kontrolle zu bringen, maskieren sie als »Hilfsbereitschaft«.

10. *In einer Beziehung stehen Sie mehr in Verbindung mit dem Traum davon, wie es sein könnte, als mit Ihrer realen Situation.*
11. *Sie sind abhängig von Männern und seelischem Schmerz.*
12. *Möglicherweise sind Sie psychisch und auch physiologisch anfällig dafür, von Drogen, Alkohol und/oder bestimmten Nahrungsmitteln abhängig zu werden.*
13. *Indem Sie sich zu Menschen hingezogen fühlen, deren Probleme ungeteilte Aufmerksamkeit verlangen, oder sich in Situationen verstricken, die chaotisch, unsicher und Ihrer seelischen Verfassung abträglich sind, vermeiden Sie es, sich auf Ihre Verantwortung Ihnen selbst gegenüber zu konzentrieren.*[3]

Es gehört zu einer der bitteren Entdeckungen der Psychoanalyse, dass wir dazu neigen, unsere frühen Erfahrungen ständig zu wiederholen. Auch die negativen und schmerzhaften – immer in der Hoffnung, es diesmal besser zu machen. Wenn wir in unserer Kindheit bestimmte Machtmittel unserer Eltern erleiden und erdulden mussten, wählen wir mit großer Wahrscheinlichkeit in späteren Beziehungen wieder Menschen aus, die diese Machtmittel einsetzen. Ein Gefühl der Vertrautheit stellt sich ein, wenn wir Menschen treffen, die sich so verhalten wie unsere Eltern oder andere uns nahe stehende Menschen oder die äußere Ähnlichkeiten mit diesen haben. Wir sind uns dabei nicht bewusst, ob uns diese Menschen an etwas Gutes oder an etwas Negatives erinnern – Hauptsache, sie haben etwas Vertrautes an sich.

Der amerikanische Therapeut Howard M. Halpern beschreibt mit Hilfe eines Witzes, wie wir an die Erfahrungen unserer Kindheit gebunden sind:

Es gibt einen Witz über Myron, als er in die Armee kam. Er hatte noch nie etwas gegessen, das nicht von seiner Mutter zubereitet worden war. Sie ließ ihn weder bei Freunden essen (»woher weißt du, wie sauber ihre Küche ist?«) noch im Restaurant (»woher willst du wissen, was sie in das Essen tun?«). Er hatte also bisher in seinem Leben nur die mütterlichen Kochkünste kennen gelernt. Und sein Leben lang litt Myron unter Sodbrennen. Nach einigen Tagen in der Armee sah man Myron zur Krankenstation rennen mit der Hand auf dem Magen und voller Entsetzen in den Augen: »Schnell«, schrie er, »einen Arzt. Ich sterbe, das Feuer ist ausgegangen.«[4]

Wie in vielen Witzen, meint Howard M. Halpern, steckt auch in diesem viel Wahrheit: »Wir haben eine ganz bestimmte Art früher Fürsorge kennen gelernt, und diese Art – sei sie nun gut oder schlecht – ist uns zutiefst vertraut. Bei dieser Art Fürsorge fühlen wir uns am meisten wie zu Hause, und wir glauben, wir brauchten gerade diese Art zum Überleben, um das Feuer am Brennen zu halten.«

Depressive haben in ihrer Kindheit im Wesentlichen drei Erziehungsmethoden über sich ergehen lassen müssen, wie der britische Psychotherapeut Toni Lake beschreibt[5]:

Erdrücken (»Wenn du das noch einmal tust, werde ich weggehen und niemals wiederkommen«),

Ignorieren (»Geh auf dein Zimmer und komme erst wieder, wenn du dich entschuldigst«) oder

Retten (»Komm nicht so spät, sonst mache ich mir Sorgen«).

Wer von seinen Eltern unterdrückt, ignoriert oder als »Retter« missbraucht worden ist, wird Partner und Freunde haben, die sich ähnlich verhalten. Statt dagegen zu protestieren und sich zu wehren, reagiert der Erwachsene, wie er es schon als Kind getan hat: einfühlend, verständnisvoll, sich selbst zurücknehmend, hilfsbereit und aufopfernd und wird doch nie das dafür bekommen, was er sich im Grunde seines Herzens von seiner Aufopferung erhofft: unbedingte Zuwendung und Liebe.

Die Geschichte der 28-jährigen Computerfachfrau Sylvia ist ein Beispiel für derartige Wiederholungen: Sie war ein typisches »braves Kind«. Niemals war sie ungezogen oder aggressiv. Ihr Bruder dagegen war genau das Gegenteil: frech, aufmüpfig und ungehorsam. Er wurde ihr immer als negatives Beispiel hingestellt. Wenn doch mal etwas nicht zur Zufriedenheit der Mutter lief, dann wurde Sylvia gedroht: »Du wirst wie dein Bruder« (was bedeutete: dann liebe ich dich nicht mehr), oder: »Es ist zum Davonlaufen mit dir. Nun kann ich mich auch nicht mehr auf dich verlassen. Am liebsten würde ich auf und davon gehen.« Für das kleine Mädchen waren das fast lebensbedrohende Äußerungen, die ihre Wirkung nicht verfehlten: Nun bemühte sie sich noch mehr, ihre Mutter zufrieden zu stellen.

Heute lebt Sylvia mit einem Mann zusammen, der ihretwegen seine Familie verlassen, aber sich noch nicht endgültig von der Familie getrennt hat. Einer Scheidung weicht er mit dem Hinweis auf die Verantwortung, die er für Frau und Kind habe, aus, und obwohl er bei Sylvia lebt, hat er nicht mehr als seine Kleidung aus der gemeinsamen Wohnung mit seiner Frau mitgebracht. Er kann jederzeit zurück – und er hält Sylvia damit in Schach. Sie versucht zwar, ihn zu verstehen und ihm keine Vorwürfe zu machen, doch die Situation ist für sie manchmal unerträglich. Will sie mit ihm darüber sprechen oder zeigt sie ihm ihre Traurigkeit, dann reagiert er wütend und vorwurfsvoll. »Er sagt dann immer, er hätte schon mit seiner Frau genug Ärger, er könnte nicht auch noch von mir Szenen aushalten«, erzählt Sylvia und kann dabei nur schwer ihre Kränkung, aber auch ihre

Ängste verbergen. Denn nicht nur der ständige Vergleich mit der Ehefrau ist schwer zu ertragen, hinzu kommt noch die permanente Drohung ihres Freundes: »Wenn du mich nicht so akzeptierst, wie ich bin, dann kann ich ja gehen.« Und es ist nicht nur einmal vorgekommen, dass er bereits anfing, seine Koffer zu packen. Die Botschaft ist ähnlich der, die Sylvia von ihrer Mutter empfangen und verinnerlicht hat: »Verhältst du dich nicht so, wie ich es wünsche, dann verlasse ich dich.«

Sylvia ist also weniger eine Frau, die zu sehr liebt, als vielmehr ein Mensch, der bereits sehr früh gelernt hat, dass er nur geliebt wird, wenn er zur vollständigen Anpassung bereit ist. Nicht das »zu sehr lieben« ist das Problem; frühere Erfahrungen haben ihr die eigenen Bedürfnisse »gestohlen« und zu einer depressiven Entwicklung geführt.

Die Beschreibung, die Robin Norwood von dem Beziehungsverhalten von Frauen, »die zu sehr lieben«, gibt, ist eine Beschreibung, die wohl auf alle Depressiven – ob männlichen oder weiblichen Geschlechts – zutrifft. Da Frauen doppelt so häufig von Depression betroffen sind als Männer, fühlen sie sich von Norwoods Buch natürlich auch eher angesprochen. Doch auch ein depressiver Mann wird sich in den 13 Punkten wieder finden. Ein Beispiel dafür ist Wolfgang Herrmann. Der 32-jährige Journalist wurde von seinem Hausarzt an eine Therapeutin überwiesen, weil er ihm stark selbstmordgefährdet schien. Seit vier Jahren hatte er eine Beziehung zu einer verheirateten Frau, die sich außerstande sah, sich zwischen ihm und ihrem Mann zu entscheiden. Lange hatte Wolfgang Herrmann gehofft, durch Geduld und aufopfernde Liebe könnte er seiner Freundin die Entscheidung erleichtern. »Doch je länger die Geschichte dauerte, desto mehr fühlte ich mich von ihr ausgenutzt. Wann immer sie wollte, tauchte sie bei mir auf. Manchmal blieb sie nur zehn Minuten, manchmal stundenlang. Ich wusste nie, was sie vorhatte. Sie hatte die völlige Verfügung über meine Zeit. Urlaube und Feiertage verbrachte sie natürlich mit ›ihm‹ – und wehe, ich machte ›Szenen‹, dann kam sie erst mal gar nicht mehr. Eigentlich hätte ich wütend sein müssen, aber ich hatte Angst, sie dann erst Recht nicht zu bekommen. So wartete ich auf ihre Anrufe, auf ihre Besuche und war unendlich dankbar, wenn sie es mal schaffte, über Nacht zu bleiben.«

Die Aggression und Wut, die Wolfgang Herrmann im Grunde über das Verhalten seiner Freundin empfand, richtete er gegen sich – er wurde schwer depressiv und sah überhaupt keinen Sinn mehr im Leben. Er verhielt sich nach einem Muster, das er sehr früh lernen musste. Seine Mutter, die ihn nach ihrer Scheidung allein aufzog, hatte ständig wechselnde Männerbeziehungen. Sie ließ den Jungen abends allein zu Hause, um auszugehen, und »am nächsten Morgen saß dann wieder ein Fremder am Frühstückstisch«, wie sich Wolfgang erinnert. Er wusste nie, woran er war, und er hatte ständig Angst, wenn er sich nicht nach dem Willen der Mutter verhielt, dass sie dann irgendwann einmal von ihren nächtlichen Streifzügen überhaupt nicht mehr heimkäme.

Welche Rolle spielt nun der Partner, welchen Anteil hat er am depressiven Zustand? Allgemeine Aussagen dazu sind natürlich nicht möglich, doch die Forschung hat zwei typische Beziehungsmuster herausarbeiten können, je nachdem, ob der Mann der depressiv Erkrankte ist oder die Frau:

– die dominante Frau und der passiv-depressive Mann
– die depressive Frau und der pseudogesunde Mann.

Ist der Mann depressiv erkrankt, dann übernimmt häufig seine Frau die aktive, dominante Rolle. Die Schwäche ihres Mannes ermöglicht es ihr, die »Macht« in der Beziehung zu übernehmen. Im anderen Fall, wenn die Frau depressiv ist, stellt sich der Mann oft als gesund

und völlig unbelastet dar. Er zeigt wenig Verständnis und Einfühlung für seine Partnerin, für ihn ist klar: Sie ist krank, und er hat damit nichts zu tun. Doch sowohl die »gesunde« Ehefrau wie auch der »gesunde« Ehemann profitieren von der Depression ihrer Partner. Auf diese Weise können sie sich als stark erleben, eigene depressive Anteile verleugnen und dem Partner zuschreiben sowie die Kontrolle über die Situation behalten. Diese Strukturen, die in der Fachsprache »komplementär« (sich ergänzend) genannt werden, können nicht in allen, aber doch in sehr vielen Beziehungen, in denen einer der Partner an Depression leidet, festgestellt werden.

Für die Behandlung ist es wichtig, mit zu berücksichtigen, in welchen Beziehungsstrukturen ein depressiver Mensch lebt. Nicht selten sind es gerade diese Strukturen, die eine Depression begünstigen, verfestigen oder gar auslösen können. Im Idealfall sollte der Partner oder die Partnerin in die Therapie mit einbezogen werden. Wenn das nicht möglich ist, dann muss mit dem Depressiven alleine an dieser Problematik gearbeitet werden. Was sich im Einzelfall als sehr schwierig herausstellen kann, denn oftmals haben sich die Paarstrukturen über Jahre hinweg verfestigt, und eine Veränderung macht mehr Angst als die Depression selbst.

Das Beispiel eines seit 26 Jahren verheirateten Ehepaares zeigt dies deutlich: Der Mann wurde wegen schwerer Depressionen bereits mit 54 Jahren vorzeitig pensioniert. Jetzt ist er 60, und in all den Jahren hat er im Grunde genommen nichts mehr eigenständig getan. Seine gleichaltrige Frau sorgt für alles: Sie arbeitet als Haushaltshilfe, um seine kleine Rente aufzubessern, umsorgt ihn und ist immer zur Stelle, wenn er sie braucht. Sie hat die Dinge im Griff. Seine Depression aber wurde immer schlimmer, so schlimm, dass er schließlich in eine psychosomatische Klinik eingewiesen wurde. Dort blühte er in kurzer Zeit auf, sein Zustand besserte sich. Bis seine Frau in die Gesprächspsychotherapie mit einbezogen wurde. Jetzt kam unter anderem ihre dominante Rolle zur Sprache, ihr Anteil an der Verschlechterung der Depression. Sie aber wehrte sich und fühlte sich in ihrer Fürsorge für ihren Mann völlig missverstanden. Jedes Mal nach den Sitzungen redete sie auf ihren Mann ein, während er immer stiller wurde. Am Ende war alles wie gehabt. Er hatte Angst, die Zuwendung und Fürsorge seiner Frau zu verlieren, und hatte gar kein Interesse daran, den Zusammenhang zwischen seiner Depression und ihrem Verhalten aufzudecken. Auf der anderen Seite hätte auch sie sich völlig umstellen und ändern müssen, hätte sie wirklich eingesehen, wie sehr sie ihren Mann hilflos und abhängig halten musste, um sich selbst als mächtig erleben zu können.

Es wäre also zu vereinfachend, würde man allein dem depressiv Erkrankten den »Schwarzen Peter« für bestimmte Beziehungsstrukturen zuschieben: Depressive können natürlich für ihre Partner und Familien eine große Belastung und Verunsicherung darstellen und durch ihr übergroßes Bedürfnis nach Zuwendung und Liebe ihre Mitmenschen erschöpfen. Doch der nicht depressive Teil profitiert meist auch seinerseits vom Depressiven: Dessen bedingungslose Zuneigung und Aufopferung ist nicht nur lästig, sondern auch beruhigend; und dessen Schwäche ermöglicht es dem anderen, sich stark und mächtig zu fühlen.

»Wer von Selbstmord redet, bringt sich nicht um« oder: Jeder Depressive ist gefährdet

In der Bundesrepublik nahmen sich im Jahr 1996 über 12000 Menschen das Leben. Das sind deutlich mehr Menschen, als durch Verkehrsunfälle ums Leben kommen. Die Zahl der Selbsttötungsversuche kann nur geschätzt werden. Sie liegt etwa um das 10-fache höher als die der vollzogenen Suizide. Pro Jahr werden rund 250000 Patienten nach Selbsttötungsversuchen in Kliniken eingewiesen. Es wäre falsch zu behaupten, all diese verzweifelten Menschen seien depressiv. Aber richtig ist sicher, dass viele depressive Menschen Selbstmord begehen. Der Neurologe Richard M. Restak schätzt, dass die überwältigende Mehrheit der Jugendlichen und Erwachsenen, die Selbstmordversuche unternehmen, an Depression leidet. Und das sind seiner Ansicht nach 60 bis 80 Prozent aller Selbstmordversuche oder Selbsttötungen.[1]

Nach anderen Schätzungen begehen 56 Prozent der depressiven Patienten in ihrem Leben einen Suizidversuch, rund 15 Prozent sterben durch Suizid.[2]

Jeder depressive Mensch hat wahrscheinlich mehr oder weniger starke Todeswünsche, und jeder dritte Patient einer Depressionsstation kommt nach einem Suizidversuch in die Klinik oder hat in seiner kurz- bis mittelfristigen Lebensgeschichte einen Selbstmordversuch begangen. Ungefähr 15 Prozent der Patienten haben konkrete Suizidgedanken, und weitere 40 Prozent dachten schon mal ganz allgemein daran, sich das Leben zu nehmen.[3] Depression kann also eine Krankheit zum Tode sein, wie der Psychiater Manfred Wolfersdorf schreibt.[4] Von vielen wird die Selbsttötung als letzter Ausweg aus einer unerträglichen Situation gesehen. Sie haben die Hoffnung aufgegeben, jemals wieder ein Leben ohne die Depression leben zu können.

»Ich sehne den Tod herbei, er erscheint mir als die einzige Lösung, die Er-Lösung. Der Tod, er ist kein höhnisch lachender Sensenmann. In unendlicher Sanftheit wird er mich einhüllen, mich bergen«, beschreibt Rahel Beglinger ihre Verfassung vor ihrem Selbstmordversuch. »Die Gedanken kreisen nur noch um den Tod. Ich bin so unendlich müde, todmüde, das Leben hat mich erschöpft, es verlangt ein Zuviel an Leid, Schmerz, Angst und Bedrohung.«[5]

Selten können Betroffene ihre Gedanken so klar mitteilen, und oftmals erkennt ihre Umgebung nicht die Gefahr, in der sie sich befinden. So schreibt Rahel Beglinger: »Die Depression ist auch deshalb so furchtbar, weil man kein äußeres Zeichen, keine Wunde, keine Narbe, kein Geschwür vorweisen kann, weil man so lange nach innen blutet oder innerlich ausbrennt, bis man tot ist.«

Immer aber gibt es Zeichen, dass ein Mensch an Selbstmord denkt, und diese Zeichen sollten als Hilferuf ernst genommen werden – 70 bis 80 Prozent der Menschen, die einen Selbstmordversuch begangen haben, waren kurz vorher bei ihrem Hausarzt wegen irgendwelchen diffusen Beschwerden. Und auch den Angehörigen gegenüber machen sie meist Andeutungen, die diese aufhorchen lassen sollten. Typische Äußerungen von Menschen, die an Selbstmord denken, sind unter anderem:[6]

»Wenn ich nicht mehr schaffen kann, tauge ich nichts mehr, und es ist das Beste, ich tu mich weg.«

»Mich mag sowieso keiner, ich bin ja keinem etwas

wert, ich bin nichts wert. Das Beste ist, ich bringe mich um.«

»Es wäre das Beste für meine Familie, wenn es mich nicht mehr gäbe. Ich bin doch nur eine Last, und das wird nicht besser. Dann kann mein Mann eine neue Frau nehmen, und für die Kinder ist gesorgt.«

Alarmiert sollte jeder aufhorchen, wenn sich depressive Menschen in ihrer Phantasie mit dem Selbstmord oder einer bestimmten Selbstmord-Methode beschäftigen. Ein weiteres Signal sieht der Neurologe Richard M. Restak in der Hoffnungslosigkeit, in die Depressive versinken: »Sehr große Hoffnungslosigkeit ist ein sicheres Zeichen dafür, dass ein Mensch selbstmordgefährdet ist – und wenn ein Selbstmordversuch misslingt, er es wahrscheinlich wieder versuchen wird.«[7]

Allen philosophischen Erörterungen zum Trotz, die den Freitod als letzte Wahlmöglichkeit des Menschen verherrlichen: Die Mehrheit der Menschen, die sich selbst töten wollen, will leben. Sie sehen nur deshalb oft im Selbstmord den letzten Ausweg, weil ihnen das Leben in der Depression so unerträglich ist. Sie fliehen nicht das Leben an sich, sondern den Zustand, in dem sie sich befinden.

Der näheren Umgebung eines depressiven Menschen kommt daher große Verantwortung zu. Sie sollte sehr sensibel auf Äußerungen wie die oben genannten reagieren, und sie sollte immer damit rechnen, dass »es« passieren kann. Denn Suizidalität gehört zur Depression. Wichtig ist, sich von falschen Vorstellungen über den Suizid zu lösen:

Falsches und Richtiges über den Selbstmord

Falsch: Wer vom Selbstmord redet, wird ihn nicht begehen.
Richtig: Acht von zehn Selbstmördern haben vorher unmissverständlich über ihre Absichten gesprochen.

Falsch: Selbstmord geschieht ohne Vorzeichen.
Richtig: Menschen, die sich selbst töten wollen, geben vorher deutliche Signale.

Falsch: Wer sich selbst töten will, will auf keinen Fall mehr leben.
Richtig: Der Selbsttötungsversuch ist meist ein Hilferuf an die Mitmenschen. Er soll zeigen: Ich will zwar leben, aber nicht so.

Falsch: Wenn sich nach einer Selbstmordkrise eine Besserung zeigt, dann gibt es keine Gefahr mehr.
Richtig: Die meisten Selbstmorde geschehen in den drei Monaten nach beginnender »Besserung«, wenn ein Mensch die Energie gewonnen hat, den Selbstmord auszuführen. Das ist manchmal der Fall, wenn ein Depressiver mit Hilfe von Medikamenten aus seiner völligen Erstarrung herausgeholt worden ist. Vor der Behandlung hätte er nicht die Kraft und Energie gehabt, sich selbst zu töten.

Falsch: Die Neigung, Selbstmord zu begehen, ist erblich.
Richtig: Die Neigung, Selbstmord zu begehen, ist nicht erblich.

Was aber, wenn die nahe Umgebung eines Suizidgefährdeten seine Botschaften nicht erkennt oder nicht angemessen reagieren kann? Jeder Mensch, der glaubt, keinen anderen Ausweg als den Selbstmord zu haben, sollte sich nicht um die letzte Chance bringen, sein Leben *selbst* zu retten. Über die Bundesrepublik verteilt gibt es Beratungsstellen, die fachkundige Hilfe in solch kritischen Lebenssituationen anbieten (Adressen im Anhang). Auf Wunsch wird dort auch anonyme Beratung angeboten, und es wird versucht, individuelle Lösungsmöglichkeiten zu finden.

Depression –
Eine positive Erfahrung,
die zum Leben gehört?

Was soll an einer depressiven Erfahrung positiv sein? So werden wohl alle reagieren, die schon einmal von dieser Krankheit heimgesucht worden sind. Depressionen sind etwas, das man möglichst schnell wieder loswerden will, das man nicht einmal seinem ärgsten Feind wünscht, so schrecklich erlebt man die eigenen Veränderungen während einer depressiven Phase. Und doch hat auch die Krankheit Depression nicht nur ausschließlich negative Züge. Eine depressive Erkrankung kann auch produktiv sein. Diese Ansicht vertritt zum Beispiel die amerikanische Psychotherapeutin Emmy Gut.[1] Sie spricht von »produktiven Depressionen«, wenn am Ende einer depressiven Phase nachweislich ein Lern- oder Reifungsprozess stattgefunden hat, Verhaltensweisen reorganisiert oder Pläne geändert wurden, sodass der Depressive gesetzte Ziele realistischer formulieren kann.

Diese Sicht der Depression ist ungewöhnlich, wie Emmy Gut selbst einräumt: »Es ist für uns keine vertraute Vorstellung, dass eine Depression unter bestimmten Umständen eine vitale emotionale Anpassungsreaktion sein kann. Stattdessen denken wir im Zusammenhang mit Depression an Krankheit und unerwünschte Schwäche.« Wenig bekannt und akzeptiert ist die Erkenntnis, die der Ich-Psychologe Heinz Hartmann bereits 1939 formulierte: »Ein gesunder Mensch muss die Fähigkeit besitzen, zu leiden und depressiv zu sein.« Es wird im Leben immer Situationen geben, die depressive Gefühle hervorrufen *müssen*, wollen wir sie bewältigen.

Für Emmy Gut ist die Depression eine normale Gefühlsreaktion, die einem Menschen helfen kann, sich an eine veränderte Situation anzupassen oder verlorenen Sinn wieder zu finden. »Wenn wir erkennen, oftmals unbewusst, dass eine wichtige körperliche oder psychische Anstrengung ihren Zweck verfehlt, und wenn wir nicht verstehen können, was die Ursache dafür ist, dann reagieren wir mit einer Depression.« Der Sinn dieser depressiven Reaktion liegt darin, die Konzentration zu fördern, alle relevanten Aspekte der Situation zu erfassen und zu erkennen, ob und wie die Situation geändert werden kann.

Wie aber kann eine Depression zu einem »produktiven« Ergebnis führen? Hierzu ist es notwendig, sich zu vergegenwärtigen, wie eine Depression entsteht. Emmy Gut teilt diesen Prozess in fünf Phasen ein:

Phase 1: Ein Mensch strengt sich an, bestimmte wichtige Ziele zu erreichen und setzt dafür alle seine körperlichen, geistigen Fähigkeiten ein. (Ein solches Ziel kann sein: den Arbeitsplatz erhalten, Karriere zu machen, die Familie zusammenzuhalten . . .)

Phase 2: Irgendwann erkennt der Mensch, dass alle seine Bemühungen nicht ausreichen. Er realisiert sein Scheitern. Allerdings weiß er nicht, woran er gescheitert ist, er hat keine Erklärung dafür. Zunehmend frustriert und verunsichert, lebt er zunächst weiter wie zuvor.

Phase 3: In dieser Phase versucht der Betroffene verzweifelt, den Ursachen seines Scheiterns auf die Spur zu kommen: Waren die eingesetzten Mittel falsch? Was stimmt mit ihm nicht? Hat er ein falsches Bild von sich oder von anderen? Seine Verwirrung wird immer größer – und immer unerträglicher.

Phase 4: Nun mobilisiert der Betroffene nochmal alle Kräfte und sucht nach neuen Lösungen. Dies geschieht meist unbewusst (wie auch alle anderen Phasen zuvor) und ist begleitet von ersten Depressionssymptomen: Schlafstörungen, Appetitlosigkeit, tiefe Erschöpfung, Rückzug von anderen Menschen. Ist der Betroffene empfänglich für die Botschaft dieser Symptome, dann weiß er: »Ich muss mein Scheitern, meine Ineffektivität verarbeiten und eine Lösung finden.«

Phase 5: Diese Phase kann wertvolle Informationen liefern – vorausgesetzt, es wird nicht versucht, das depressive Erleben durch Medikamente, Alkohol oder andere Mittel zu unterdrücken. Beispielsweise können Träume neue Einsichten verschaffen. Lange, durchwachte Nächte können der Enttäuschung den richtigen Raum geben und es ermöglichen, ihren Ursachen nachzuspüren. Die depressive Reaktion zwingt zur Ruhe und bietet gleichzeitig die Möglichkeit, sich freien Assoziationen hinzugeben und abzuwarten, was aus dem Unbewussten hochsteigt.

Um eine depressive Phase zu einer produktiven werden zu lassen, ist »Depressionsarbeit« notwendig. Durch diese Arbeit kann ein depressiver Mensch seinen bis dahin unbewussten Absichten und Gefühlen auf die Spur kommen.

In der Aufzählung der fünf Phasen wird deutlich, dass depressive Menschen spätestens in Phase 4 häufig die Weichen falsch stellen (oder von Fachleuten falsch gestellt bekommen). Betäubende Mittel wie Medikamente, Alkohol, sexuelle Abenteuer, aber auch falsche, unproduktive psychotherapeutische oder medizinische Behandlungen bringen sie um die Chance, einen Ausweg aus ihrer Verwirrung zu finden. Ein depressiver Prozess kann nur dann produktiv verlaufen, wenn die Betroffenen allen Ablenkungs- und Verdrängungsangeboten entsagen. Was nicht ganz einfach ist, wie auch

Emmy Gut zugibt. Wird doch erwartet, dass man jederzeit funktioniert und seine Pflichten erfüllt.

Genau diesen Erwartungen sollte sich entziehen, wer die Botschaft seiner Erkrankung hören möchte. Was im Falle einer körperlichen Erkrankung oder bei hohem Fieber als selbstverständlich gilt, sollte auch für die psychischen Tiefs im Leben selbstverständlich sein: Rückzug und Ruhe. »Die Depression ist gleich einer Dame in Schwarz. Tritt sie auf, so weise sie nicht weg, sondern bitte sie als Gast zu Tisch und höre, was sie zu sagen hat«, riet C.G. Jung. Um wirklich hören zu können, was die »Dame in Schwarz« mitteilen will, müssen die geeigneten Umstände dafür geschaffen werden. Eingespannt in die Routinen des Alltags gelingt dies kaum. Betroffene sollten also unbedingt versuchen, sich Freiräume zu verschaffen. Alles, was hilft, den Gedanken freien Lauf zu lassen, ist dabei sinnvoll: Manche »beschäftigen sich eine Zeitlang mit völlig anderen als den gewohnten Dingen«, sagt Emmy Gut. »Dingen, die es ihnen ermöglichen, sich zu entspannen und unbewusst an dem ungelösten Rätsel zu arbeiten. Sie entscheiden sich vielleicht ganz plötzlich, Holz zu hacken oder das Haus zu reinigen, einen langen Spaziergang zu machen, einen Pullover zu stricken oder endlich das Dach zu reparieren. Sie tun Dinge, die nur körperlichen Einsatz erfordern. Oder sie erlauben es sich, einfach dazusitzen, an die Decke oder aus dem Fenster zu starren oder mit reduzierter Aufmerksamkeit Radio zu hören.«

Auf diese Weise treten sie mit der »Dame in Schwarz« in einen Dialog, mit dem Ziel, Verständnis für die depressive Reaktion zu entwickeln.

Auf der Suche nach der produktiven Seite der Depression können auch folgende Forschungsergebnisse weiterhelfen. Sie zeigen, dass depressive Menschen die Welt realistischer einschätzen als nichtdepressive. Sie reagieren sensibler auf Ungerechtigkeit und Lüge. Depressive Menschen können eine Art Seismograph sein, der aufzeigt, dass etwas in der Gesellschaft nicht in Ordnung ist. Das zeigen Untersuchungen, nach denen Depressive die Wirklichkeit durchweg realistischer einschätzen, als dies nichtdepressive Menschen tun. Sie haben weniger Illusionen, sie machen sich nichts vor, und sie wissen sehr genau, wie viel Einfluss sie auf ihr Leben haben.[2]

In einer Studie der *University of Pennsylvania* wurde folgendes Experiment durchgeführt: Eine Gruppe von Versuchspersonen konnte selbst bestimmen, wann sie ein Licht ein- oder ausschaltete. Eine andere Gruppe hatte keinerlei Kontrolle über das Licht: Manchmal ging es an, wenn sie einen Knopf drückten, dann wieder nicht. Alle Versuchspersonen sollten schätzen, wie viel Kontrolle sie über das Licht tatsächlich hatten. Dabei stellte sich heraus: Die Versuchspersonen, die vorher mit Hilfe eines Tests als »depressiv« erkannt worden waren, schätzten ihre Kontrollmöglichkeit sehr realistisch ein; die Nichtdepressiven schätzten zwar richtig, wenn sie tatsächlich das Licht ein- und ausschalten konnten, sie überschätzten ihre Möglichkeit in der Versuchsbedingung aber drastisch, in der sie in Wirklichkeit keinerlei Kontrolle hatten.

Auch in der Beurteilung ihrer Fähigkeiten sind depressive Menschen ehrlicher. Amerikanische Forscher hatten in einer Studie depressive und nichtdepressive Patienten über ein Thema diskutieren lassen. Danach sollten alle Teilnehmer beurteilen, wie ihr eigener Redebeitrag bei den anderen angekommen war. Zusätzlich gaben unabhängige Beobachter ein Votum ab. Dabei schnitten die depressiven Patienten erwartungsgemäß schlechter ab als die nichtdepressiven. Es ist ja ein Merkmal der Depression, dass sie den sozialen Kontakt erschwert. Und das wussten auch die Betroffenen: Sie hielten sich selbst in der Diskussion nicht für sonderlich überzeugend. Die Nichtdepressiven jedoch waren sehr von sich überzeugt: Ihre Selbstbeurteilung fiel deutlich besser aus als die der Beobachtergruppe.

Depressive Menschen, so zeigen Forschungsarbeiten weiter, erinnern sich eher an negative als an positive Ereignisse – und auch hier bestätigen empirische Studien: Die Erinnerung der Depressiven ist nicht ins Negative verzerrt, sondern realistisch.

Diese neueren Forschungsergebnisse der Sozialpsychologie stehen in krassem Gegensatz zu den Lehren so berühmter Psychologen und Therapeuten wie Erik Erikson, Erich Fromm, Abraham Maslow oder anderen: Sie gingen davon aus, dass psychische Gesundheit von einer realistischen Einschätzung der Wirklichkeit abhängt. Wie es scheint, haben sie sich geirrt: »Akkurate Wahrnehmung der Wirklichkeit ist nicht mehr länger der Eckpfeiler psychischer Gesundheit, und Illusionen sind umgekehrt kein fragwürdiges ›Privileg‹ psychisch gestörter Menschen«, schreibt der Psychologe Heiko Ernst in einer Zusammenschau der Forschungsarbeiten zum Thema. »Im Gegenteil: Illusionen sind in Wirklichkeit der Normalfall, und ihr Verlust könnte ein Anzeichen für den Verlust psychischer und körperlicher Gesundheit sein.«[3]

Zu diesem Ergebnis kommt auch der New Yorker Psychologe Harold Sackeim, der sich gründlich mit dem Phänomen der Selbsttäuschung beschäftigt hat: Menschen, die sich selbst etwas vormachen, die die Realität zu ihren Gunsten verzerren, sind psychisch gesünder als die Ehrlichen.[4] Beispielsweise legte er Versuchspersonen einen Fragebogen vor, in dem sie angeben sollten, ob sie schon einmal an sich gezweifelt oder »schlechte« Gedanken gehabt hätten. Diejenigen, die solche unangenehmen Seiten an sich strikt ableugneten, stellten sich als die psychisch gesündesten heraus. Die anderen, die sich selbst nicht für »die Größten« und Unfehlbarsten hielten, waren auch psychisch anfälliger.

Fast jeder kennt dieses Phänomen aus dem Alltag: Man kann besser Auto fahren als all die anderen, man hat den Durchblick, der dem Kollegen fehlt, man hat die richtige politische Einstellung – und Unglück widerfährt sowieso nur anderen Menschen.

Diese Selbstüberschätzung gelingt uns, so die Sozialpsychologin Shelley Taylor, aus drei Gründen:[5]

- Wir erliegen der Illusion, Kontrolle über unser Leben zu haben, und glauben, auch in Krisenzeiten noch selbst bestimmen zu können.
- Gelingt uns etwas, dann schreiben wir das unserem Konto gut, ein Misserfolg hat viele Väter.
- Wir erliegen einem unrealistischen Optimismus. Zum Beispiel sind wir davon überzeugt, dass uns niemals ein Autounfall passiert, dass in unserem Land niemals ein Atomkraftwerk einen schweren Störfall haben wird, dass die Zukunft nur Gutes bringt. Dieser unrealistische Optimismus hilft uns, die harte Realität zu beschönigen.

Depressive Menschen machen bei diesen Selbsttäuschungsmanövern nicht mit – selbst wenn sie wollten, sie können es nicht. Sie wissen ganz genau, wie viel Kontrolle sie über ihr Leben haben, sie wissen, wann sie versagt haben, und sie sehen die Dinge, wie sie sind – ohne den rosaroten Filter der positiven Illusionen. Depressiven Menschen scheint ein Schutzschild zu fehlen, der die Härte der Realität von ihnen fern hält. Ob dieser Schutzschild durch biologische Faktoren, Kindheitserlebnisse oder andere widrige Lebensumstände zerstört wurde, erscheint zweitrangig, weil es fraglich ist, ob dieser Schutzschild jemals wieder völlig aufgebaut werden kann – und ob dies überhaupt erstrebenswert ist.

Auch der Psychologe und Wissenschaftsjournalist

Daniel Goleman hat festgestellt, dass »Lebenslügen« lebenswichtig sein können, um Schmerzen und unangenehme Wahrnehmungen von uns fern zu halten. Unsere Psyche hat »schwarze Löcher«, die uns schützendes Vergessen oder Nichtwahrnehmen ermöglichen. »Sie beeinflussen die Aufmerksamkeit vergleichsweise wie ein Zauberer, der die Blicke seines Publikums auf eine Stelle lenkt, während er an einer anderen ein wichtiges Requisit verschwinden lässt«, beschreibt Goleman diesen Vorgang.[6]

Mit Hilfe der »schwarzen Löcher« (der Psyche – nicht der Depression) schaffen es unzählige Ehefrauen, die offensichtlichen Anzeichen einer Untreue ihres Mannes nicht wahrzunehmen oder zu »vergessen«, dass er eine Geliebte hat. Die »schwarzen Löcher« helfen uns, Niederlagen und beschämende Ereignisse aus dem Gedächtnis zu verbannen. Sie helfen uns auch, uns eher an positive Erlebnisse zu erinnern und die schmerzhaften auszublenden. Wer hätte sich nicht schon gewundert, dass bestimmte Ereignisse, von denen er vielleicht gedacht hat, er würde sie nicht überleben können, im Laufe der Zeit gar keine Rolle mehr spielen? Die blinden Flecke in unserer Wahrnehmung helfen uns also offensichtlich, besser durchs Leben zu kommen. Auch Henrik Ibsen, der die Fähigkeit des Menschen zur Selbsttäuschung in vielen seiner Werke thematisiert hat, schreibt ihr eine wichtige Funktion zu: »Nimm dem Durchschnittsmenschen seine Lebenslüge, und du hast ihn auch seines Glückes beraubt.«[7] Ein tragisches Beispiel für diese These ist Willie Loman, Hauptfigur in Arthur Millers »Tod eines Handlungsreisenden«. Über Jahrzehnte hinweg gelingt es ihm, sich selbst und seiner Familie den Erfolgreichen und Glücklichen vorzuspielen. Alle Warnzeichen werden ignoriert – und selbst als er längst seinen Job verloren hat, ergeht er sich in Selbsttäuschungen. Am Ende jedoch bricht sein mühsam errichtetes Gebäude aus Lüge und Täuschung zusammen – er sieht keinen anderen Ausweg mehr als den Selbstmord. An dieser Geschichte wird deutlich wie stabilisierend Lebenslügen sein können, aber auch wie zerstörerisch sie wirken, wenn die Selbsttäuschung nicht mehr möglich ist.

Der Gefahr, sich selbst zu belügen, sind depressive Menschen nicht ausgesetzt. Sie nehmen wahr, was andere gekonnt ausblenden, sie kennen ihre Grenzen und ihre Möglichkeiten – und sie finden keine Tröstung in falschen Schmeicheleien oder abwiegelnden Selbstberuhigungen.

Kranken Depressive also an ihrer Ehrlichkeit und ihrem Realitätssinn? Es klingt absurd, doch wie die verschiedenen Studien zeigen, ist es nicht ganz von der Hand zu weisen. Doch was bedeutet das für die Behandlung? Müssen depressive Menschen zur Selbsttäuschung erzogen werden, damit sie weniger am Leben verzweifeln? Sind dann nicht all jene Therapien schädlich, die gerade in die entgegengesetzte Richtung arbeiten, indem sie Verdrängtes, »Vergessenes« bewusst machen wollen? In der Familientherapie werden zum Beispiel »Familiengeheimnisse«, die von Generation zu Generation weitergegeben werden, gelüftet und die Familienmitglieder mit der »Wahrheit« konfrontiert. Werden da nicht Menschen ihrer stabilisierenden Lügen beraubt? Nicht selten scheint das der Fall zu sein, wenn zwar nach jahrelangen Therapien das Wissen über die eigene Geschichte zugenommen hat, doch im Grunde noch keine Besserung eingetreten ist. Vielleicht ist bei der Behandlung von Depressionen die Kognitive Therapie von Aaron Beck deshalb so erfolgreich, weil sie den Menschen in Selbsttäuschung schult. Das wäre allerdings nicht die Absicht von Beck gewesen. Er ging ja davon aus, dass depressive Menschen zu *negativ* von sich und der Umwelt denken und dass sie eine realistischere

Sicht der Dinge bekommen müssen. Doch ist nicht auch der umgekehrte Fall einleuchtend? Depressive haben eine zu *realistische* Sicht der Dinge und müssen lernen, sich selbst etwas mehr vorzumachen. Keine schöne Vorstellung, dass wir unser Leben nur ertragen können, wenn wir Schönfärberei betreiben. Andererseits: Wenn wir wirklich immer alles im vollsten Ausmaß begreifen würden, wir könnten es nicht verkraften. So wie wir den Fernseher abschalten und die Zeitung beiseite legen können, wenn die Nachrichten zu sehr unter die Haut gehen, wenn wir nicht begreifen wollen, wozu Menschen fähig sind, genauso sind wir in der Lage, auch in unserer näheren Umgebung Bedrohliches auszublenden. Die, die das nicht (mehr) können, werden von der Last der Wahrheit erdrückt. Dass es immer weniger Menschen gelingt, die Augen und Ohren zu verschließen, dass sie immer weniger zur Lüge fähig sind, ist ein Signal. Gibt es inzwischen so viel zu verdrängen, dass die »schwarzen Löcher« unserer Psyche bereits übervoll sind? Wird deshalb so viel über die Besorgnis erregende Zunahme der Depression diskutiert, weil die, denen die Selbsttäuschung noch gelingt, ahnen, dass auch sie bedroht sind?

Möglicherweise ist das der Grund, warum die Gesellschaft von Depressiven für Normale so schwer erträglich ist. Denn Depressive konfrontieren die anderen mit einer Sicht der Dinge, die diese lieber vermeiden. Der Zeitgeist verlangt positives Denken, und damit können depressive Menschen nun wahrlich nicht dienen. Obwohl es genug Gründe gibt, in und an diesem Leben zu verzweifeln, versuchen die meisten Menschen Aufforderungen wie »Don't worry, be happy« und »Always look at the bright side of life« nachzukommen. Die Botschafter der guten Laune haben regen Zulauf und verdienen sich an den massenhaften Bemühungen, positiv zu denken, eine goldene Nase. Der Realismus depressiver Menschen wirkt in diesem »Alles wird gut-Milieu« nur störend. Allerdings: Wenn es keine realistischen Pessimisten mehr gäbe, keine nachdenklichen Melancholiker, keine Menschen mehr, die an der Gegenwart leiden und nach Veränderungen suchen, dann wäre unsere Gesellschaft nur noch eine »soap opera« – und dementsprechend eintönig und festgefahren.

Anmerkungen

Vorwort

1 Tages-Anzeiger, 1.9.1998
2 www.mednet-depression.de

Einleitung: »Depression ist nur ein Modethema« oder: Warum Depressionen zunehmen

1 *Miller, A.*: Zeitkurven. Ein Leben, S. Fischer Verlag, Frankfurt a. M. 1987, S. 613
2 *Cassona, G.B., S. Zoli:* Der Weg aus der Dunkelheit, Rowohlt, Reinbek 1996, S. 438
3 *Kerns, L.L.:* Hilfen für depressive Kinder. Hans Huber Verlag, Bern 1997, S. 12
4 *Seligman, M.E.P.*: Pessimisten küsst man nicht. Optimismus kann man lernen, Droemer Knaur Verlag, München 1991, S. 25
5 *Gillet, R.*: Depression, Otto Maier Verlag, Ravensburg 1988, S. 11
6 *Dilling, H., S. Weyerer, R. Castell*: Psychische Erkrankungen in der Bevölkerung, Stuttgart 1984
7 *Kielholz, P.*: »Die Depression ist ein Selbstheilungsmechanismus«, Interview in: Psychologie Heute, 1/1988, S. 29
8 *Wunderli, J.*: Und innen die große Leere. Die narzisstische Depression und ihre Therapie, Kreuz Verlag, Zürich 1989, S. 88
9 *Hesse, J., H. Ch. Schrader*: Auf einmal nicht mehr weiter wissen. Fischer Verlag, Frankfurt 1988; Hesse, J.: »Wir sind Anwälte der Realität«, Interview in Psychologie Heute, 11/1990, S. 42
10 *Poth, Ch.*: Unser täglich Frust. Mein progressiver Alltag, rororo, Reinbek 1975, S. 24
11 *Seligman, M. E. P.*: a.a.O., S. 363
12 *Yapko, M.D.*: The Art of Avoiding Depression, in: Psychology today, 5/6, 1997
13 *Fritzsche, P.*: Die Stressgesellschaft. Kösel Verlag, München 1998
14 *Sennett, R.*: Der flexible Mensch. Berlin Verlag, Berlin 1998

I. Depression – Was ist das eigentlich?

»Das ist doch keine Krankheit« oder: Wer ist wirklich depressiv?

1 *Faust, V., G. Hole* (Hg.): Depressionen. Hippokrates Verlag, Stuttgart 1983, zit. nach: M. G. Wolfersdorf, G. Witznick: Therapie mit Antidepressiva, G. Fischer Verlag, Stuttgart-New York 1985, S. 6
2 zit. n. Josuran/Hoehne/Hell, S. 53
3 *Seligman, M. E. P.*: Pessimisten küsst man nicht. Optimismus kann man lernen, Droemer Knaur Verlag, München 1991, S. 82 ff.
4 *Beglinger, R.*: Depression, Pro Mente Sana, Lausanne-Weinfelden 1990
5 Pressemitteilung der Freien Universität Berlin, 10.12.98
6 *Josuran, R., V. Hoehne, D. Hell*: Mittendrin und nicht dabei. Mit Depressionen leben lernen. Haffmans Sachbuch, Zürich 1999
7 Testfragen aus: *W. Obermair, K. D. Stoll, K. Rickels*, Test zur Erfassung der Schwere einer Depression. Beltz Test, Weinheim 1983
8 Self, 11/1990, S. 204
9 *Beglinger, R.*: Tonbandmitschnitt einer Tagung der Gesellschaft Pro Mente Sana zum Thema »Depression« in Basel am 19.9.1990

»Das liegt an den Hormonen« oder: Warum Frauen häufiger an Depression erkranken als Männer

1 Scientific American, Vol. 9, Nr. 2, 1998
2 Martin, E.: Die Frau im Körper, Campus Verlag, Frankfurt a.M, 1989, S. 155
3 *Hecht, H.*: Geschlechtstypische Risikofaktoren der Depressivität, S. Roderer Verlag, Regensburg 1990, S. 83 ff.
4 *McGrath, E.*: When feeling bad is good. Henry Holt & Co., New York 1992
5 *Teegen, F., M. Grund, M. Praetorius, M. Wirth*: Depression bei Frauen: Erleben, Erklärungsversuche, Lösungsstrategien, in: Zeitschrift für Klinische Psychologie, Heft 4/1991, S. 301 ff.
6 In seiner Studie »Geschlechtstypische Unterschiede in der Verarbeitung von Alltagsbelastungen« (1991) konnte der Bielefelder Sozialforscher Professor Klaus Hurrelmann deutliche

Unterschiede im Befinden von Mädchen und Jungen feststellen: In einem Zeitraum von vier Jahren befragten er und seine Kollegen 1700 Mädchen und Jungen im Alter zwischen 12 und 14 Jahren. Ergebnis: Häufiger als Jungen reagieren Mädchen auf Alltagsstress mit psychosomatischen und körperlichen Beschwerden. Die Unterschiede in Zahlen: 27 Prozent der Mädchen, aber nur 14 Prozent der Jungen leiden häufig unter Kopfschmerzen; über Nervosität klagen 21 Prozent der Mädchen, 11 Prozent der Jungen; mit Schlaflosigkeit zu kämpfen haben 12 Prozent der Mädchen, 6 Prozent der Jungen; 23 Prozent der Mädchen geben an, öfter traurig zu sein, aber nur 8 Prozent der Jungen; 44 Prozent der Mädchen, aber nur 27 Prozent der Jungen fühlen sich unwichtig und überflüssig. Von ähnlichen Ergebnissen berichtet auch die International Herald Tribune v. 10.1.1991: Untersuchungen der American Association of University Women an amerikanischen Jugendlichen bestätigen die psychisch größere Anfälligkeit der Mädchen.

7 *Seligman, M. E. P.*: a.a.O., S. 114

8 *Bodenmann, G.*: Geschlechtsunterschiede bei Depressionen: Bahnen emotionale Reaktionen im Alltag depressive Reaktionstendenzen? In: ZKPPP, Jg. 44, 1996

9 *Nolen-Hocksema, S., B. Jackson*: Ruminative Coping and the Gender Differance in Depression, Vortrag, 104. Jahrestreffen der American Psychological Society, Toronto 1996

10 *Chodorow, N.*: Das Erbe der Mütter. Verlag Frauenoffensive, München 1985, S. 131 ff.

11 *Balint, E.*: On Being Empty of Oneself, in: International Journal of Psycho-Analysis, 44, Nr. 4, 1963, zit. n. N. Chodorow, a.a.O, S. 133

12 *Hammer, S.*: Töchter und Mütter. Über die Schwierigkeiten einer Beziehung, S. Fischer Verlag, Frankfurt 1978

»Depression ist Depression. Da gibt es keine Unterschiede« oder: Warum werden Menschen depressiv?

1 *Burton, R.*: Anatomie der Melancholie, Artemis Verlag, Zürich-München 1988, S. 152 ff

2 Diagnostisches und Statistisches Manual Psychischer Störungen (DSM-IV), Hogrefe Verlag, Göttingen 1998

3 *Restak, R. M.*: The Mind, Bantam Books New York 1988, S. 170 (eigene Übersetzung)

4 *Stiftung Warentest*: Depressionen überwinden, Berlin 1998, S. 78

5 *Restak, R. M.*: a.a.O., S. 176 f.
6 *Synder, S. H.*: Chemie der Psyche, Spektrum der Wissenschaft Verlag, Heidelberg 1988, S. 114
7 *Hunziker, E., G. Mazzola*: Nicht wollen können, in Psychologie Heute, 1/1991, S. 31
8 *Holsboer, F.*: »Alle psychiatrischen Erkrankungen haben eine genetische Grundlage«, Interview in: Psychologie Heute, 8/1990, S. 60
9 Max-Planck-Gesellschaft, Pressemeldung v. 8.6.1998
10 dpa-Meldung v. 18.6.98
11 *Petty, R., T. Sensky*: Depression. Treating the Whole Person, Unwin, London 1987, S. 90 f.
12 *Wildlöcher, D.*: a.a.O., S. 191 f.
13 *Aldenhoff, J.*: Überlegungen zur Psychobiologie der Depression. In: Der Nervenarzt, 5/1997
14 z. B. *Brown, G. W.* u.a.: Die Kausalbeziehung zwischen lebensverändernden Ereignissen und psychischen Störungen, in: Katschnig: Sozialer Stress und psychische Erkrankung, München 1980; Paykel, E.S.: Life Events and Early Environment, in: Paykel, E. S. (Hg.): Handbook of Affective Disorders, Guildford Press, New York 1982
15 *Kielholz, P., W. Pöldinger, C. Adams*: Masked Depression. Deutscher Ärzte Verlag, Köln-Lövenich 1982, S. 22
Eine Statistik der Psychiatrischen Universitäts-Klinik in Basel ergab folgende Verteilung: Probleme in der Ehe, im Liebesleben, Untreue oder Alkoholprobleme gaben 75 Prozent der Frauen und 40 Prozent der Männer an; Einsamkeit, Isolation, Scheidung als Auslöser der Depression nannten 70 Prozent der Frauen und 20 Prozent der Männer. Arbeitsbelastung, schlechtes Arbeitsklima oder Arbeitslosigkeit waren für 60 Prozent der Männer und 30 Prozent der Frauen Ursache ihrer Erkrankung; finanzielle Probleme gaben 40 Prozent der Männer und 20 Prozent der Frauen an. Und 20 Prozent der Männer und Frauen mussten vor ihrer Erkrankung den Tod eines nahe stehenden Menschen oder eine schwere Erkrankung eines Familienmitgliedes erleben
16 *Brown, G. W., T. Harris*: Social origins of depression. A study of psychiatric disorders in women, Tavistock, London 1978
17 *Justice, B.*: Critical Events in Life and the Emergence of Illness. Vortrag auf dem Kongress »Mensch – Medizin – Gesellschaft», 10. – 14.9.1990 in Hannover
18 *Pennebaker, J.*: Opening Up. The Healing Power of Confiding in Others. New York 1990

19 *Justice, B.*: a.a.O.
20 *Seligman, M. E. P.*: Erlernte Hilflosigkeit. Psychologie Verlags Union, Beltz Verlag, Weinheim 1986
21 *Seligman, M. E. P.*: Pessimisten küsst man nicht. Droemer Knaur 1991, S. 94 f.
22 *Beck, A. T.*: Kognitive Therapie der Depression. Psychologie Verlags Union, Beltz Verlag, Weinheim 1996
23 *Miller, A.*: Am Anfang war Erziehung. Suhrkamp Verlag, Frankfurt a. M. 1980, S. 21
24 *zit. nach Widlöcher, D.*: a.a.O., S. 197
25 *Winnicott, D. W.*: Reifungsprozesse und fördernde Umwelt. Frankfurt 1988, zit. nach Johnson, St. M.: Charakter-Transformation. Transform Verlag, Oldenburg 1990, S. 35
26 *Miller, A.*: a.a.O., S. 293

II. Depression – Gibt es überhaupt Hilfe?

»Nie wieder depressiv« oder: Wann ist eine Therapie erfolgreich?

1. *zit. nach Geue, B.*: Therapieziel Gesundheit. Springer Verlag, Berlin-Heidelberg 1990, S. 4
2. *Weil, A.*: Heilung Selbstheilung. Beltz Verlag (Psychologie Heute-Sachbuch), Weinheim 1988, S. 70 ff.
3. *Meermann, R.*: »Man kommt am Arzt nicht vorbei», Interview in: Psychologie Heute, 3/1991, S. 60
4. Archives of General Psychiatry, Vol. 46, 11/1989

»Psychopharmaka sind Teufelszeug« oder: Wann es ohne Medikamente nicht mehr geht

1. *Glaeske, G.*: Psychopharmaka: Zerstörung auf Rezept? In: Psychologie Heute, 1/1989, S. 20 ff.
2. *Gordon, B.*: Ich tanze so schnell ich kann, rororo, Reinbek 1988, S. 309
3. *Finzen, A.*: Medikamentenbehandlung bei psychischen Störungen, Psychiatrie Verlag, Bonn 1987, S. 80, 81
4. *Gillet, R.*: Depressionen, Otto Maier Verlag, Ravensburg 1988, S. 153
5. *Faust, V.*, G. Hole, M. Wolfersdorf: Therapie der Depressionen. Stein Verlag, Ravensburg 1986, S. 24

6. *Kramer, P.*: Glück auf Rezept, Kösel Verlag, München 1995
7. *Hell, D.*, in: Josuran/Hoehne: Mittendrin und nicht dabei, a.a.O., S. 128
8. *Finzen, A.*: a.a.O., S. 94

»Jahrelang auf der Couch – und immer noch depressiv« oder: Psychotherapie hilft

1. *Huber, M.*: Therapie hilft, in: Welche Therapie? Psychologie Heute-Taschenbuch, Beltz Verlag, Weinheim 1987, S. 7 ff.
2. *Beck, A.*: Kognitive Therapie der Depression, Psychologie Verlags Union, Weinheim-München 1986, S. 279
3. Archives of General Psychiatry, Vol. 46, 11/1989
4. *zit. nach Schwartz, D.*: Die Rational-emotive Therapie: Auf der Suche nach heißen Kognitionen, in: Welche Therapie? a.a.O., S. 92
5. *Seligman, M. E. P.*: a.a.O.
6. *Miller, A.*: Das verbannte Wissen, Suhrkamp Verlag, Frankfurt a. M. 1988, S. 14
7. *Moser, T.*: »Gefühle, von denen die Seele nichts weiß», Interview in: Psychologie Heute, 4/1990, S. 40
8. *Moser, T.*: a.a.O
9. *Eberwein, W.*: Impulse von innen, Transform Verlag, Oldenburg, 1990, S. 143
10. *Eberwein, W.*: a.a.O. S. 35
11. *Eberwein, W.*: a.a.O., S. 21
12. *Glaeske, G.*, zit. nach Gross, W.: Tablettengebrauch – Tablettenmissbrauch – Tablettenabhängigkeit, Vortrag auf dem Kongress des Berufsverbandes Deutscher Psychologen, »Psychotherapie statt Pillen», Bonn 9.6.1990
13. *Giese, E.*: Risiken für die Klienten, in: Das Risiko Therapie, Psychologie Heute-Taschenbuch, Beltz Verlag, Weinheim 1989, S. 15 ff.
14. *Moser, T.*, zit. nach Giese, E.: a.a.O. S. 75

»Wegen Depressionen muss man nicht in die Klinik« oder: Das Konzept Depressionsstation

1. *Kopittke, W.*: Chronische Depression – Krankheit oder Lebensgeschichte, in: *Kopittke, W.* u.a.: 10 Jahre Weißenauer Depressionsstation, S. Roderer Verlag, Regensburg 1989, S. 75
2. *Kopittke, W.*: a.a.O. S. 80 ff.

3. *Wolfersdorf, M.*: Melancholie und Suizid oder: Die Freude am Jammern – ein kritischer Rückblick, in: Kopittke, W. u.a., a.a.O.

»Man muss warten, bis es vorbei geht« oder: Wie man sich selbst helfen kann

1 *O'Connor, R.*: Undoing Depression. Little, Brown & Company, Boston 1997
2 *Kierkegaard, S.*, zit. nach Josuran/Hoehne, a.a.O., S. 54
3 *Stettbacher, J. K.*: Wenn Leiden einen Sinn haben soll, Hoffmann und Campe 1990, S. 93 ff.
4 *Pennebaker, J.*, in: Psychological Science, Vol. 8, 3/1997
5 *Beck, A.*: Kognitive Therapie der Depression. Beltz Verlag, Weinheim, 1996, S. 171 f.
6 *Beck, A.*: a.a.O., S. 41 ff
7 *Seligman, M.E.P.*: Kinder brauchen Optimismus, Rowohlt Verlag, Reinbek 1999
8 *Teegen, F., M. Grund, M. Praetorius, M. Wirth*: Depression bei Frauen, in: Zeitschrift für Klinische Psychologie, 4/1981, S. 301 ff.
9 *Bartman, U.*: Laufen und Joggen, Trias, Stuttgart 1991
10 *Tausch, R.*: Lebensschritte. Umgang mit belastenden Gefühlen, Rowohlt Verlag, Hamburg 1989, S. 161
11 *Benson, H.*: Das Anti-Stress-Programm, in: Psychologie Heute, 2/1993
12 *Tausch, R.*: Förderlicher Umgang mit beeinträchtigenden Gefühlen. Vortrag auf der Basis seines Buches »Lebenschritte. Umgang mit belastenden Gefühlen«, Rowohlt Verlag, Hamburg 1989

III. Depression – Der Kranke und die anderen

»Reiß dich zusammen« oder: Warum Depressive nicht wollen können

1 *Beglinger, R.*: Depression. Pro Mente Sana, Lausanne-Weinfelden 1990
2 *Wolfersdorf, M.*: Hilfreicher Umgang mit Depressiven in Diagnostik und Therapie, Verlag für Angewandte Psychologie, Göttingen/Stuttgart 1992

»Man kann es ihnen nicht recht machen« oder: Die Beziehungen depressiver Menschen

1 *Battegay, R.*: Depression, Hans Huber Verlag, Bern-Stuttgart-Toronto 1987, S. 114 f.
2 *Kuiper, P. C.*, zit. nach Weiß, E. W.: Für immer lebendig begraben? S. Roderer Verlag, Regensburg 1989, S. 33 f.
3 *Norwood, R.*: Wenn Frauen zu sehr lieben. Die heimliche Sucht, gebraucht zu werden. Rowohlt, Reinbek 1986, S. 31 ff.
4 *Halpern, H. M.*: Liebe und Abhängigkeit. Wie wir übergroße Abhängigkeit in einer Beziehung beenden können, ISKO-Press, Hamburg 1989, S. 80 f.
5 *Lake, T.:* Depressionen bewältigen, Albert Müller Verlag, Rüschlikon-Zürich, Stuttgart, Wien 1990, S. 68 ff.
6 *Reiter, L.*: Der stille Schrei nach Liebe, in: Psychologie Heute, 4/1986

»Wer von Selbstmord redet, bringt sich nicht um« oder: Jeder Depressive ist gefährdet

1 *Restak, R. M.*: The Mind, Bantam Books, New York 1988, S. 172
2 www.mednet-depression.de
3 in: *Nuber, U.*: Station 3: Neuanfang für Depressive, Psychologie Heute, 2/1990
4 *Wolfersdorf, M.*: Hilfreicher Umgang mit Depressiven in Diagnostik und Therapie, Verlag für Angewandte Psychologie, Göttingen/Stuttgart 1992
5 *Beglinger, R.*: a.a.O.
6 *Wolfersdorf, M.*: a.a.O.
7 *Restak, R. M.*: a.a.O. S. 174 (eigene Übersetzung)

Schlusskapitel: Depression – Eine Erfahrung, die zum Leben gehört?

1 Gut, Emmy: Productive and Unproductive Depression; in: Psychologie Heute, 3/1994
2 zit. nach Seligman, M. E. P.: a.a.O., S. 143 ff.
3 *Ernst, H.*: Machen Sie sich ruhig Illusionen! In: Psychologie Heute, 9/1989, S. 20 ff.
4 *Sackeim, H. A.*: in: *J. Masling* (Hg.): Empirical Studies of Psychoanalytic Theories, Hillsdale, New Jersey 1984

5 *Shelley Taylor*, zit. in *Ernst, H.*: a.a.O., S. 23
6 *Goleman, D.*: Lebenslügen und einfache Wahrheiten. Warum wir uns selbst täuschen, Beltz Verlag, Weinheim 1987, S. 128
7 *zit. nach Goleman, D.*: a.a.O., S. 291

Literatur

Bartmann, U.: Laufen und Joggen, Trias Verlag, Stuttgart 1991

Battegay, R.: Depression, Hans Huber Verlag, Bern-Stuttgart-Toronto 1987

Beck; A.T.: Kognitive Therapie der Depression, PVU, Weinheim 1996

Beglinger, R.: Depression Pro Mente Sana, Lausanne-Weinfelden 1990

Billig, N.: Depression im Alter muss nicht sein, Kreuz Verlag 1988

Boadella, D.: Biosynthese-Therapie. Grundlagen einer neuen Körperpsychotherapie, Transform Verlag, Oldenburg 1989

Brown, G. W., T. Harris: Social origins of depression. A study of psychiatric disorders in women, Tavistock, London 1978

Bucher, R.: Depression und Melancholie, Hans Huber Verlag, Bern-Stuttgart-Wien 1977

Burton, R.: Anatomie der Melancholie, Artemis Verlag, Zürich-München 1988

Cassano, G.B., S. Zoli: Der Weg aus der Dunkelheit. Depression: Was sie ist und wie man sie heilen kann, Rowohlt Verlag, Reinbek 1996

Chodorow, N.: Das Erbe der Mütter, Verlag Frauenoffensive, München 1985

Corazza, V., A. Ernst: In der Regel, Kiepenheuer / Witsch, Köln 1987

Cozens, J.: Nervous Breakdown, Piatkus Press, London 1988

Curran, V., S. Golombok: Bunte Pillen – Ade. Ein Handbuch zum Tablettenentzug, Orlando Frauenverlag, Berlin 1988

Dietzel, M.: Die Lichttherapie bei der endogenen Depression, Springer Verlag, Berlin-Heidelberg 1990

Dilling, H., S. Weyerer, R. Castell: Psychische Erkrankungen in der Bevölkerung, Stuttgart 1984

Dix, C.: Eigentlich sollte ich glücklich sein, Kreuz Verlag, Zürich 1987

Eberwein, W.: Impulse von innen, Transform Verlag, Oldenburg 1990

Ernst, A., I. Füller: Schlucken und Schweigen. Wie Arzneimittel Frauen zerstören können, Kiepenheuer & Witsch, Köln 1988

Faust, V. (Hg.): Lehrbuch der Psychiatrie, Walter de Gruyter Verlag, Berlin-New York 1988
Faust, V., G. Hole (Hg.): Depressionen, Hippokrates Verlag, Stuttgart 1983
Faust, V., G. Hole, M. Wolfersdorf: Therapie der Depressionen, Stein Verlag, Ravensburg 1986
Faust, V.: Antidepressiva und Lithium in der Praxis, Hippokrates Verlag, Stuttgart 1988
Feiden, K.: Hope and Help for Chronic Fatigue Syndrome, Prentice Hall Press, New York 1990
Finzen, A.: Medikamentenbehandlung bei psychischen Störungen, Psychiatrie Verlag, Bonn 1987
Fischer-Homberger, E.: Krankheit Frau. Sammlung Luchterhand, Darmstadt-Neuwied 1984
Flach, F.: Depression als Lebenschance, Rowohlt, Reinbek 1991
Friese, H. J., G. E. Trott: Depression in Kindheit und Jugend, Hans Huber Verlag, Bern-Stuttgart-Toronto 1988
Fritzsche, P.K.: Die Stressgesellschaft, Kösel Verlag, München 1998
Geue, B.: Therapieziel Gesundheit, Springer Verlag, Berlin-Heidelberg 1990
Gillet, R.: Depression, Otto Maier Verlag, Ravensburg 1988
Goleman, D.: Lebenslügen und einfache Wahrheiten. Warum wir uns selbst täuschen. Beltz Verlag, Weinheim 1987
Gordon, B.: Ich tanze so schnell ich kann, rororo, Reinbek 1988
Halpern, H. M.: Liebe und Abhängigkeit. Wie wir übergroße Abhängigkeit in einer Beziehung beenden können, ISKO-Press, Hamburg 1989
Hammer, S.: Töchter und Mütter. Über die Schwierigkeiten einer Beziehung, Fischer Verlag, Frankfurt 1978
Hautzinger, M.: Kognitive Therapie bei Depressionen, PVU, München 1989
Hecht, H.: Geschlechtstypische Risikofaktoren der Depressivität, S. Roderer Verlag, Regensburg 1990
Hesse, J., H. Ch. Schrader: Auf einmal nicht mehr weiter wissen, Fischer Verlag, Frankfurt 1988
Hurrelmann, K.: Geschlechtstypische Unterschiede in der Verarbeitung von Alltagsbelastungen, Universität Bielefeld 1991
Johnson, St. M.: Charakter-Transformation, Transform-Verlag, Oldenburg 1990
Johnson, St. M.: Der narzisstische Persönlichkeitsstil, Edition Humanistische Psychologie, Köln 1988

Josuran, R., V. Hoehne, D. Hell: Mittendrin und nicht dabei. Mit Depressionen leben lernen. Haffmanns, Zürich 1999
Kerns, L.L.: Hilfen für depressive Kinder. Hans Huber, Bern 1997
Kielholz, P.: Depression und Antidepressiva, in: Deutsche Apotheker Zeitung, Nr. 20, 1986
Kielholz, P., W. Pöldinger, C. Adams: Masked Depression, Deutscher Ärzte Verlag, Köln-Lövenich 1982
Kopittke, W. u.a.: 10 Jahre Weißenauer Depressionsstation, S. Roderer Verlag, Regensburg 1989
Kramer, P.: Glück auf Rezept, Kösel Verlag, München 1995
Lake, T.: Depressionen bewältigen, Albert Müller Verlag, Rüschlikon-Zkürich, Stuttgart-Wien 1990
Lewis, J. W.: Premenstrual Syndrome as a Criminal Defense, in: Martin, E.: Die Frau im Körper, Campus Verlag, Frankfurt a. M. 1989
Masling, J. (Hg.): Empirical Studies of Psychoanalytic Theories, Hillsdale, New Jersey 1984
McDougall, J.: Plädoyer für eine gewisse Abnormalität, Suhrkamp Verlag, Frankfurt a. M. 1985
McGrath, Ellen: When feeling bad is good. Henry Holt & Co., New York 1992
Merz, P.: Attributionsstil und Depression, S. Roderer Verlag, Regensburg 1990
Miller, A.: Am Anfang war Erziehung, Suhrkamp Verlag, Frankfurt a. M. 1980
Miller, A.: Das Drama des begabten Kindes, Suhrkamp Verlag, Frankfurt a. M. 1983
Miller, A.: Das verbannte Wissen, Suhrkamp Verlag, Frankfurt a. M. 1988
Miller, A.: Zeitkurven. Ein Leben, S. Fischer Verlag, Frankfurt a. M. 1987
Minker, M.: Die kritischen Tage davor. Das prämenstruelle Syndrom, Wort und Bild Verlag, Baierbrunn 1990
Minker, M.: Hormone und Psyche, Kunstmann Verlag, München 1990
Moser, T.: Körpertherapeutische Phantasien, Suhrkamp Verlag, Frankfurt a. M. 1989
Nezu, A. M., Ch. M. Nezu, M. G. Perri: Problem-Solving Therapy for Depression, Wiley, New York 1988
Norwood, R.: Wenn Frauen zu sehr lieben. Die heimliche Sucht, gebraucht zu werden, Rowohlt, Reinbek 1986
O'Connor, R.: Undoing Depression. Little, Brown and Company, Boston 1997

Obermair, W.; K. D. Stoll, K. Rickels: Test zur Erfassung der Schwere eine Depression, Beltz Test, Weinheim 1983
Papolos, D. F., J. Papolos: Overcoming Depression, Harper & Row, New York 1987
Paykel, E.S. (Hg.): Handbook of Affective Disorders, Guildford Press, New York 1982
Pennebaker, J.: Opening Up. The Healing Power of Confiding in Others, New York 1990
Petty, R., T. Sensky: Depression Treating the Whole Person, Unwin, London 1987
Poth, Ch.: Unser täglich Frust. Mein progressiver Alltag, rororo, Reinbek 1975
Psychologie Heute (Hg.): Das Risiko Therapie, Beltz Verlag, Weinheim 1989
Psychologie Heute (Hg.): Welche Therapie? Beltz Verlag, Weinheim 1987
Real, T.: Mir geht's doch gut. Männliche Depressionen – und warum sie sooft verborgen bleiben . . ., Scherz Verlag, Bern 1999
Restak, R.M.: The Mind, Bantam Books, New York 1988
Schmidtchen, G.: Schritte ins Nichts. Selbstschädigungstendenzen unter Jugendlichen, Leske und Budrich, Opladen 1989
Seligman, M. E. P.: Erlernte Hilflosigkeit, PVU München-Weinheim 1986
Seligman, M. E. P.: Pessimisten küsst man nicht. Optimismus kann man lernen, Droemer Knaur Verlag, München 1991
Seligman, M.E.P.: Kinder brauchen Optimismus, Rowohlt Verlag, Reinbek 1999
Sennett, R.: Der flexible Mensch, Berlin Verlag, Berlin 1998
Snyder, S. H.: Chemie der Psyche, Spektrum der Wissenschaft, Heidelberg 1988
Stettbacher, J. K.: Wenn Leiden einen Sinn haben soll, Hoffmann und Campe 1990
Stiftung Warentest: Depressionen überwinden, Berlin 1998
Sulz, S. K. D.: Verständnis und Therapie der Depression, Ernst Reinhard Verlag, München-Basel 1985
Tausch, R.: Lebensschritte. Umgang mit belastenden Gefühlen, Rowohlt, Hamburg 1989
Teegen, F., M. Grund, M. Praetorius, M. Wirth: Depression bei Frauen. Erleben, Erklärungsversuche, Lösungsstrategien, in: Zeitschrift für Klinische Psychologie, 4/1981
Weil, A.: Heilung und Selbstheilung, Beltz Verlag, Weinheim 1988
Weiß, E. W.: Für immer lebendig begraben? S. Roderer Verlag, Regensburg 1989

Widlöcher, D.: Die Depression, Piper Verlag, München-Zürich 1983
Wolfersdorf, M., G. Witznick: Therapie und Antidepressiva, G. Fischer Verlag, Stuttgart-New York 1985
Wolfersdorf, M.: Hilfreicher Umgang mit Depressiven in Diagnostik und Therapie, Verlag für Angewandte Psychologie, Göttingen, Hogrefe 1992
Wunderli, J.: Und innen die große Leere. Die narzisstische Depression und ihre Therapie, Kreuz Verlag, Zürich 1989

Quellennachweis

Aus folgenden Werken wurde mit freundlicher Genehmigung der genannten Verlage zitiert:

Beck, A. T./Rusch, J./Shaw, B. F./Emery, G., Kognitive Therapie der Depression, Psychologie Verlags Union, Weinheim 3/1992

Eberwein, W., Impulse von Innen, Biodynamik-Körperpsychotherapie zur Heilung Selbstfindung, Transform Verlag, Oldenburg 1990

Giese, E., Risiken für die Klienten, in: Giese, E./Kleiber, D., Das Risiko Therapie, Psychologie Heute-Taschenbuch, Beltz Verlag, Weinheim 1989, S. 75 + 77 f.

Halpern, H. M., Liebe und Abhängigkeit, ISKO-Press, Salzhausen, 4/1995

Kopittke, W./Rutka, E./Wolfersdorf, M., 10 Jahre Weißenauer Depressionsstation, S. Roderer Verlag, Regensburg 1989

Martin, E., Die Frau im Körper, Campus Verlag, Frankfurt/Main 1989

Miller, A., Am Anfang war Erziehung, Suhrkamp Verlag, Frankfurt/Main 1980

Miller, A., Das verbannte Wissen, Suhrkamp Verlag, Frankfurt/Main 1988

Norwood, R., Wenn Frauen zu sehr lieben, Rowohlt Verlag, Reinbek 1986

Poth, Ch., Unser täglich Frust, Rowohlt Verlag, Reinbek 1975

Seligman, M. E. P., Pessimisten küsst man nicht, Droemer Knaur Verlag, München 1991

Stettbacher, J. K., Wenn Leiden einen Sinn haben soll, Hoffmann u. Campe Verlag, Hamburg 1990

Weiß, E. W.: Für immer lebendig begraben? S. Roderer Verlag, Regensburg 1989

Wildlöcher, D.: Die Depression, © der deutschen Übersetzung Piper Verlag GmbH, München 1986

Wolfersdorf, M.: Hilfreicher Umgang mit Depressiven in Diagnostik und Therapie, Verlag für Psychologie, Göttingen 1991

Wolfersdorf, M.: Depression. Springer Verlag, Heidelberg 1994

Beglinger, R., Tonbandmitschnitt einer Tagung der Gesellschaft Pro Mente Sana zum Thema Depression in Basel am 19.9.1990

Obermair, W./Stoll, K. D./Rickels, K., Test zur Erfassung der Schwere einer Depression, Beltz Test, Weinheim 1983

Tausch, R.: Förderlicher Umgang mit beeinträchtigenden Gefühlen. Vortrag auf der Basis seines Buches »Lebenschritte«, Rowohlt Verlag, Reinbek 1989

Adressen

Depressionsstationen*

Deutschland:
Psychiatrisches Landeskrankenhaus Weissenau, Weingartshofer Str. 2, 88214 Ravensburg-Weissenau, Tel.: 0751/76010

Psychiatrisches Landeskrankenhaus Reichenau, Postfach 300, 78477 Reichenau, Tel.: 07531/9770

Psychiatrisches Landeskrankenhaus Zwiefalten, Postfach 40, 88529 Zwiefalten, Tel.: 07373/100

Bezirkskrankenhaus Günzburg, Postfach, 89312 Günzburg, Tel.: 08221/9600

Rheinische Landesklinik Bedburg-Hau, Nassauer Allee 83, Tel.: 02821/810

Psychiatrische Klinik Ingolstadt, Krumeauer Str. 25, Tel.: 0841/8800

Nervenklinik Haldensleben, Kiefholzstr. 4, 39340 Haldensleben, Tel.: 03904/4750

Christliches Krankenhaus Quakenbrück, 49610 Quakenbrück, Tel.: 05431/150

Niedersächsisches Landeskrankenhaus Wehnen, 26160 Bad Zwischenahn, Tel.: 0441/96150

Niedersächsisches Landeskrankenhaus Osnabrück, Postfach 2080, 49010 Osnabrück, Tel.: 0541/3130

Stiftung Tannenhof, Psychiatrische Klinik, Remscheider Str. 76, 42899 Remscheid, Tel.: 02191/120

Landesklinik Teupitz, 15755 Teupitz, Tel.: 033766/660

Bezirkskrankenhaus Haar, Vockestr. 72, 85540 Haar, Tel.: 089/45620

Bezirkskrankenhaus Gabersee, 83513 Reitmeuring-Wasserburg, Tel.: 08071/710

Landesfachkrankenhaus Hildburghausen, 98646 Hildburghausen, Tel.: 03685/7760

Schweiz:
Psychiatrische Universitätsklinik, Wilhelm-Klein-Str. 27, CH 4025 Basel, Tel.: 0041/61-2655040

Klinik La Métairie, Nyon (Genfer See), Tel.: 0041/22-3611581

** Nach Manfred Wolfersdorf: Depression. Springer Verlag, Heidelberg 1994*

Informationen über kognitive Therapie gegen Depressionen:

Deutsche Gesellschaft für Verhaltenstherapie
Postfach 1343
72003 Tübingen
Tel.: 07071/943434, Fax 07071/943435

Berufsverband Deutscher Psychologen
Beratungszentrum für Psychotherapie
Heilsbachstr. 22
53123 Bonn
Tel.: 0228/987310 (Mo-Do: 9–16 Uhr, Fr. 9–13 Uhr)

Selbsthilfegruppen

Kontakt- und Informationsstelle für
Selbsthilfegruppen e.V. (KISS)
Marienstraße 9
70178 Stuttgart
Tel.: 0711/6406117

Emotions Anonymous (Deutschland)
Selbsthilfegruppen für seelische Gesundheit
Katzbachstraße 33
10965 Berlin
Tel.: 030/7867984

Emotions Anonymous (Schweiz)
Postfach 228
CH-4016 Basel
Tel.: 0041/61/3131858

EQUILIBRIUM
Verein zur Bewältigung von Depressionen
Neugasse 4/Postfach 4819
CH- 6304 Zug
Tel.: 0041/41/7287169
Fax: 0041/41/7287166

Informationen bei Suizidgefahr

Deutsche Gesellschaft für Suizidprävention
Hilfe in Lebenskrisen e.V.
Nordring 2
95445 Bayreuth
Tel.: 0921/2833–01

Agus – Angehörige um Suizid
Wichernstraße 1
95447 Bayreuth
Tel.: 0921/66110